JN117100

SEROTONIN YOGA®

幸せホルモンあふれる

セロトニンヨガ

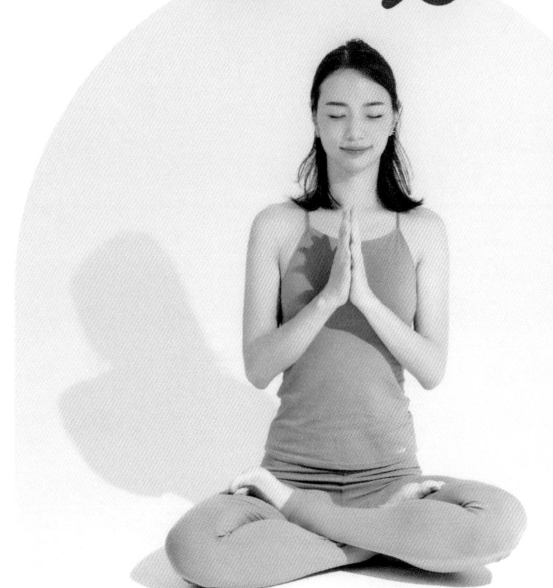

QUIET TIME 主宰
野村賢吾・著

東邦大学医学部名誉教授／セロトニンDojo代表
有田秀穂・監修

フォレスト出版

はじめに

幸せホルモン「セロトニン」の分泌量を増やすヨガ

多忙な日々を送る私たち現代人は、その価値観も多様化し、
「本来の自分とは何か?」
「何をしているときに自分らしくいられるのか?」
ということを見失いがちです。
たくさんの情報が洪水のように押し寄せ、自分の価値観が見えなくなり、心が不安定になります。
そこで必要になってくるのが、「セロトニン」です。
近年、ネットやメディアでも注目されているので、見聞きしたことがある人も多いかもしれませんね。
「セロトニン」とは、脳内の神経伝達物質の1つで、喜びや快楽で分泌される神経伝達物質「ドーパミン」や、恐怖や驚きで分泌される神経伝達物質「ノ

ルアドレナリン」などの情報をコントロールし、精神を安定させるはたらきがあります。いわば、「幸せホルモン」の代表的な存在です。

つまり、「セロトニン」の分泌量が多ければ多いほど、情報のコントロールができるので、ネガティブな感情が抑えられ、ポジティブな感情を豊かにすることができるわけです。

そんな〝幸せホルモン〟「セロトニン」の分泌量を驚異的に上昇させるヨガシークエンスを開発しました。そのメカニズムと実践法を具体的にお伝えするのが本書です。

私は現在、日本各地のヨガスタジオで、一般のヨガレッスンはもとより、ヨガ講師向けのレッスンも行なっています。日本で一番多くのヨガインストラクターを輩出しているスタジオの指導者としても10年以上経験を積んできました。「セロトニンヨガ」を受講された方からは、

「寝つきが良くなった」

「緊張しなくなった」

「集中力が高まった」
「不安症がなくなった」
「うつ病が改善した」

などなど、うれしい声がたくさん届いています。

ヨガを実践する目的や、手に入れられる効果は、人それぞれだと思いますが、私がお伝えする「セロトニンヨガ」は、世界初の試みとして医療業界でも、「幸せになれるヨガ」として注目を集めています。

実際、日本における「セロトニン」研究の第一人者である有田秀穂先生とともに、「セロトニンヨガ」の効用について実験・検証・研究を行ない、科学的根拠に基づいた結果が出ています。

詳しくは本書の中で解説しますが、最大で2倍量のセロトニンの増加、90％以上の確率で、ストレスホルモンで知られる「コルチゾール」の減少も確認されています。

せっかくヨガを実践するなら、幸せホルモン「セロトニン」が増えるヨガシークエンスを取り入れてみませんか。

すでにヨガを実践している方はもちろん、ヨガをこれから始めたいと思う方も、「セロトニンヨガ」は誰でも簡単に実践できるものばかりです。ただそこには、ちょっとしたコツやいくつかの重要なポイントがありますので、本書ではそれらを凝縮して、わかりやすく解説します。

ヨガは、競争ではないので、誰かと比べる必要なんてありません。自分のペースでゆっくりと、自分と向き合う時間、自分とつながる時間として実践してみてくださいね。

幸せホルモンあふれる　セロトニンヨガ　目次

Serotonin YOGA

MORNING TIME

Part 1

モーニングタイム セロトニンヨガ

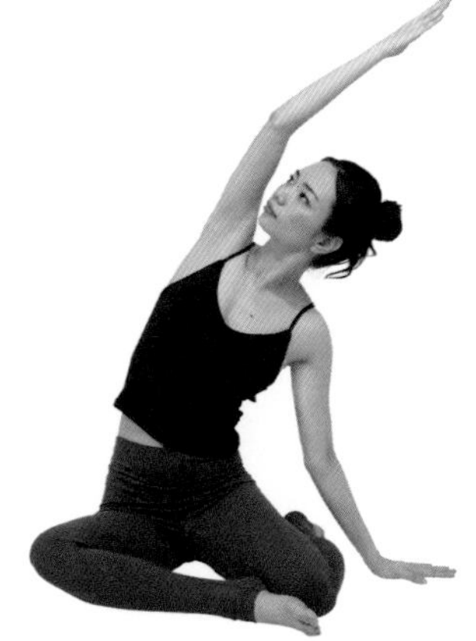

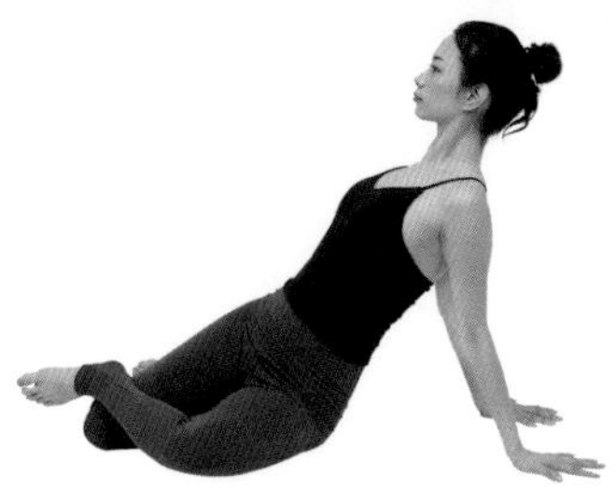

Serotonin YOGA

DAY TIME

Part 2

デイタイム セロトニンヨガ

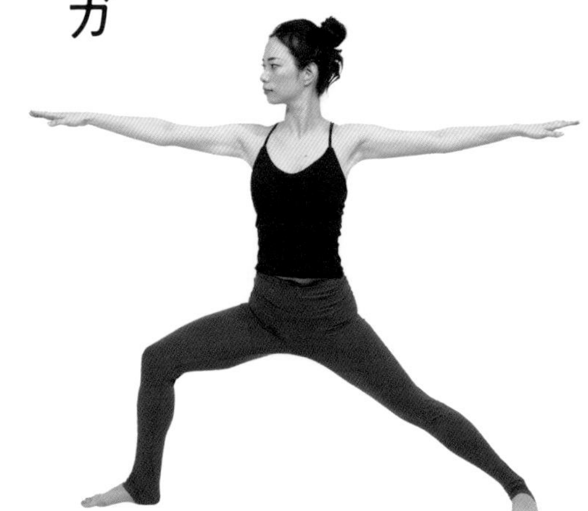

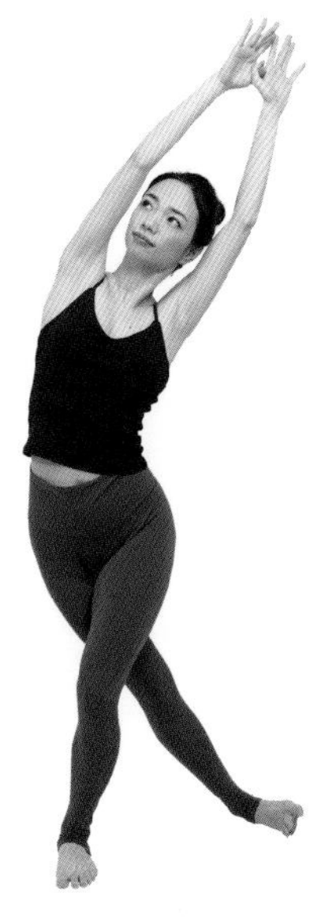

Serotonin YOGA

NIGHT TIME

Part 3

ナイトタイム セロトニンヨガ

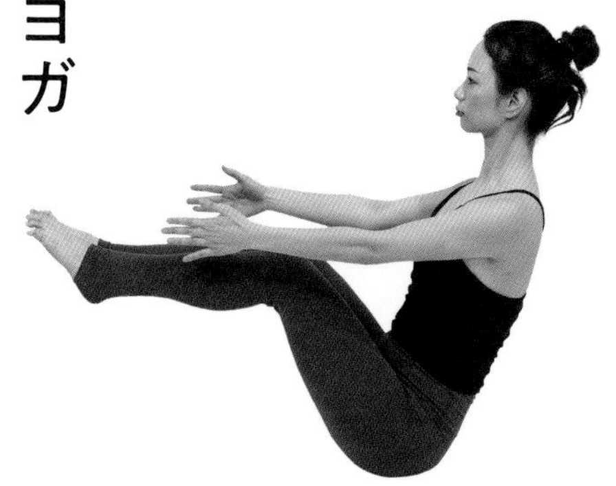

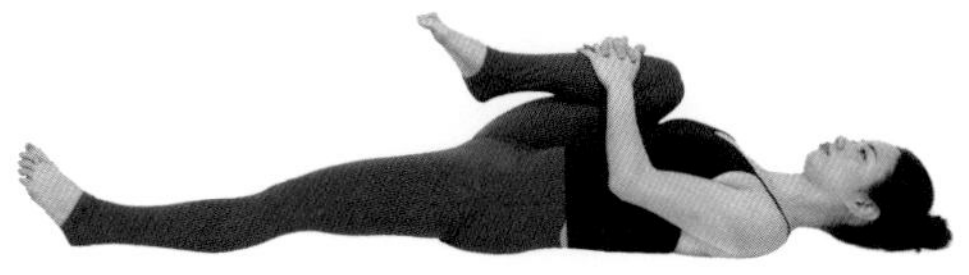

ブックデザイン　河南祐介、五味聡、大西悠太（FANTAGRAPH）
撮影協力　勝乗貴志、砂川正夫（株式会社つくゑ）
カバー写真協力　YUSUKE YAMAMOTO
モデル　密山礼巳
ヘアメイク　吉澤奈未
衣装協力　ulier’ To united arrows’ Quiet time

「セロトニンヨガ」を始める前に

セロトニンヨガとは何か？

そもそもセロトニンヨガは、ふつうのヨガと何が違うのでしょうか？

人間の感情には脳内物質やホルモンが大きく関係しています。よく耳にするホルモンと言えば、「アドレナリン」や「ドーパミン」などでしょうか。心拍数や血圧を上げ、集中力を高めて活動的な状態をつくりますが、これらの影響を受けすぎれば興奮し、自分をコントロールできなくなってしまうこともあります。

一方、本書のキーワードである「セロトニン」には脳の状態を安定させる作用があります。たとえば、脳のはたらきを作用する数ある物質のそれぞれ（アドレナリン、ノルアドレナリンなど）を、オーケストラの団員と考えたとき、彼らを取り仕切る指揮者としてこのバランスを保つ鎮静作用を担っているのです。

また、セロトニンは、ほかにも睡眠の質に関与するメラトニンの生成にも関与し、細胞の修復や抗酸化作用、アンチエイジングにも効果を発揮することがわかっています。

セロトニンヨガは、その名のとおり幸せホルモンと呼ばれる「セロトニン」の分泌、そしてストレスホルモンと呼ばれる「コルチゾール」の抑制を目的としたフロースタイルのヨガです。

2021年、ヨガ業界では世界的に初の試みとなる心拍変動や血液検査などの科学的な検証を行ないました。このときに得られたデータと、より効果的に呼吸を深めることに特化して組まれたシークエンスがセロトニンヨガです。

次のページでは、この検証の監修を務めていただいた、セロトニン研究の第一人者である有田秀穂先生から、具体的にセロトニンヨガについて解説していただきます。

セロトニンヨガと丹田呼吸法

セロトニンは、近年「幸せホルモン」としてよく知られるようになりました。
近代医学の父と呼ばれるヒポクラテスが提唱した概念として、人間には誰でも100の自然治癒力が備わっていると言われています。その100ある自然治癒力の1つがセロトニンです。
セロトニンを分泌する神経が弱り、脳内のセロトニンレベルが低下してしまう原因は2つあります。
長く続くストレスと、運動習慣のない引きこもり生活です。これらが引き金になって、うつや怒りっぽいなどの症状が現れます。
症状がひどいときには、一時的に治療薬を試す必要もありますが、本質的にはセロトニン神経を鍛え直す=リハビリが重要になります。その効果的な方法の1つが、ヨガや坐禅瞑想（マインドフルネス）などの丹田呼吸法の継続的な実践であると、脳科学者として私は自信を持って推奨します。

セロトニンヨガは、丹田呼吸法が最も有効に行なえるポーズを、より呼吸が深まるシークエンスとして体系的に表したものです。
「丹田呼吸法」と聞いて、「?」が浮かんだ人も多いと思います。丹田呼吸法は、へその数センチ下の下腹部あたりにある「丹田」に意識を集中させて行なう呼吸のことで、一般的なヨガで使われる基本的な呼吸法です。
ここでは、悟りや修行という哲学的側面ではなく、医学的側面に焦点を当てて説明していきます。

およそ2600年前、当時インドの小国の王子であった釈迦が、健康法として民衆に広まっていた坐禅瞑想(丹田呼吸法)を49日間行なったとされています。その坐禅体験を通じて心身の不調が軽減されることを確認した釈迦はそれを弟子たちに伝え、その教えが国を越え時代を超えて、今日まで伝承されています。
この丹田呼吸法とセロトニンヨガには「特別な呼吸法」という共通点があります。人間には2つの呼吸がありますが、それは「生きるための呼吸」と「心身を特別な状態にする呼吸」です。「特別な呼吸法」というのは、この後者にあたります。

「生きるための呼吸」は、一般的に言うところの呼吸のことで、人間が生まれてから死ぬまで、睡眠中も休むことなく続ける呼吸のことです。

一方、「心身を特別な状態にする呼吸」は、坐禅やヨガで行なわれるゆったりとした深い呼吸運動です。通常使われない筋肉（腹筋）が収縮し、吐く運動が意識的・能動的に営まれます。これは、大脳皮質からの指令で行なわれ、寝ているときにはできません。

随意的な腹筋収縮で、下腹部を凹ませる動きが特徴の呼吸法ですが、この下腹部のことを中国では丹田と称しているため、「丹田呼吸法」と呼ばれています。

ヨガを行なっているとき、アーサナ（ポーズ）で腹部を曲げたり、身体を捻ったりする動きを繰り返します。

その際、自然に腹筋収縮が営まれ、特別に呼吸に意識を向けなくとも、肺から空気が吐き出されます。これは、息張って声門を閉じない限り、自然に「丹田呼吸法」が営まれることになります。

この「丹田呼吸法」を坐禅やヨガで繰り返し行なうことができると、やがて脳内にセロトニンという特別な物質が分泌され、心と身体が特別な状態になることを、私たちは科学的な検証で証明をしました。

セロトニンヨガの効果と実証方法

セロトニンヨガによって、実際に脳内のセロトニン分泌が増えるエビデンスを紹介します。

図1は丹田呼吸法（坐禅による）前後の血中セロトニンレベルのデータ、図2はセロトニンヨガ前後の血中セロトニンレベルのデータを表したものです。なお、人間の脳から直接的にセロトニン分泌量を測定することは不可能ですので、本検証では採血により血液中のセロトニン量を測定し、その増減から脳内セロトニンレベルの変動を評価しています。

この評価方法は次の事実から妥当性を確保しています。脳と血液の間にはバリアー（血液脳関門）があり、基本的に物質の移動は制限されています。しかし、脳の血管壁には、驚くことにセロトニンを脳内から血液に移動させる特別な装置（セロトニン・トランスポーター）が備わっていることがわかっています。したがって、脳内でセロトニンが増えると、血液中に放出される仕組みに

[図1] 丹田呼吸法における血中セロトニンレベルの推移

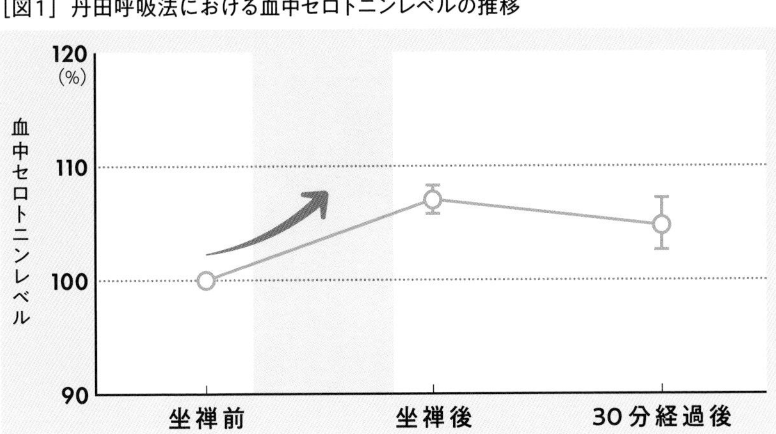

International Journal of Psychophysiology Volume80の掲載内容を基に作成。

なっているのです。

図1に示すように、坐禅による丹田呼吸法の後には、10%弱の血中セロトニンレベルの増加が認められています。すなわち、丹田呼吸法によってセロトニン神経が活性化され、脳内セロトニン分泌が増加することが証明されました。

加えて、図2に示すように、丹田呼吸法が最も有効に行なえるシークエンス（セロトニンヨガ）の実技を約1時間行なった後では、10人のうち7人のセロトニンレベルの増加が確認されました。

そもそも、なぜ丹田呼吸法を意識するとセロトニン神経が活性化されるのでしょうか。これを裏付ける脳科学的知見があります。

［図2］セロトニンヨガにおける血中セロトニン量の推移

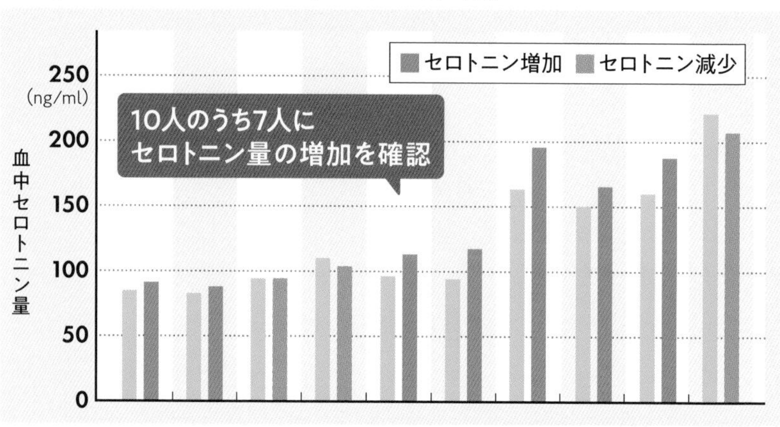

copyright2021,serotonin yoga all rights reservedの掲載内容を基に作成。

セロトニン神経のある脳幹という場所は、生命活動の基本的なはたらきを担っていますが、この脳幹の正中部にセロトニン神経が配置されています。したがって、生命活動の基本動作である呼吸・歩行・咀嚼のリズム運動が活発に発現すると、それに伴いセロトニン神経も活性化されることがこれまでの実験でわかっています。

ヨガや坐禅において「丹田呼吸法」を意識的に繰り返し、深い呼吸のリズムをつくることで呼吸パターンジェネレーターが活発にはたらき、これに連動してセロトニン神経も活性化されるという仕組みです。

さらに、図3に示すように、国際的によく

[図3] セロトニンヨガにおけるPOMSスコアの推移

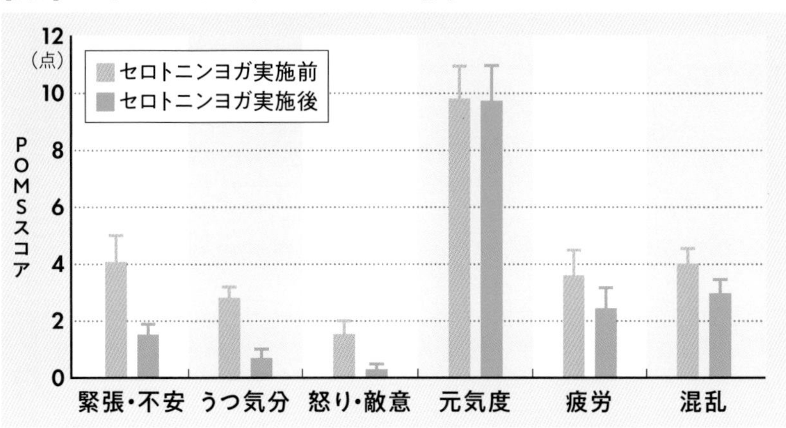

International Journal of Psychophysiology Volume80の掲載内容を基に作成。

使われるPOMS心理テストにおいても、セロトニンヨガによってネガティブな気分が改善されることが実証されました。ヨガを行なうと気分がスッキリするのは、丹田呼吸法の結果によるセロトニン効果であるということがよくわかります。

私が長年研究してきた「セロトニン」について、本書を通して多くの人に知ってもらい、毎日幸せな気持ちで過ごしてもらえたら嬉しいです。

有田秀穂

本書を効果的に使うために

シークエンスの流れに身を委ねる

現在多くのヨガスタジオなどで行なわれている、流れるような動きに呼吸を連動させたフロースタイルヨガのことをVinyasa yoga（ヴィンヤサ　ヨガ）と呼んでいます。

サンスクリット語で「Vi ＝特別な・適切な」「nyasa ＝配置」を意味し、「目的のために適切な方法で配置されたヨガ」という意味になります。

現代のヨガは、より目的や意図が明確にされたファンクショナル（効果的）なヨガが多い傾向にあります。セロトニンヨガもこれに該当し、「セロトニンの分泌」や「コルチゾールの抑制」という明確な目的や意図を持っている「適切な方法で配置されたヨガ」ということになります。

シークエンスもまた、「適切な方法で配置されたヨガ」のことを指し、ポーズをどのような「順番」「流れ」で行なうのかを意味しています。

ポーズ一つ一つに時間をかけることも大切ですが、目的を達成するためにはそれらのポーズをどのような順番、流れに乗って行なうのか、ということにも意識を向けなければいけません。

本書は、モーニングタイム・デイタイム・ナイトタイムの3つの時間パートに分けて効果的なシークエンスを解説しています。それぞれのパートごとに動きの意図が異なるので、シークエンスの効果やライフスタイルに合わせて取り組んでみてください。

また、解説ページ左上に記載されている時間はあくまでも目安です。ピッタリ時間どおりに終えることに意識を向けるのではなく、慣れないうちは呼吸を意識しながら流れるようにポーズを取ることに専念しましょう。

特に間違えやすいポーズや注目してほしいシークエンスは、QRコードから動画で視聴できるようにしていますので、ぜひこちらも活用してみてください。

呼吸のポジションを意識する

ヨガ＝呼吸と言われるくらいヨガの動きは呼吸と密接に関係しています。

本書で紹介するすべてのポーズの背景は、赤と青で色分けがされています。この色は呼吸の優位性を可視化したものです。

赤色のポーズのときは、胸が開いたりすることで「大きく吸えるポジション」となり、青色のポーズのときは、腹筋に力が入りやすかったり、ツイストすることでお腹に圧がかかるため「しっかり吐けるポジション」となっています。

それぞれのポーズごとに、だいたい3〜5秒間ゆっくりと呼吸をキープするようにします。赤色のポーズでは、胸の広がりを感じながら吸う息を意識しましょう。青色のポーズでは、腹筋を意識してしっかり吐いてみましょう。

セロトニンヨガのシークエンスでは、これらの動きを繰り返すことで呼吸が深まり、セロトニンが分泌され、多幸感を得られるようになっています。

また、一連のシークエンスを終えたら、仰向けになって5～10分ほど休息の時間を取るようにしましょう。

仰向けになったら両手の手のひらを擦り合わせ、摩擦で手のひらを温めます。その手のひらを閉じた瞼(まぶた)の上に置き、軽く圧をかけるようにします。強く押す必要はありません。目のまわりの骨をつつみ込み、眼球に優しい圧がかかる程度で十分です。ゆっくりと流れていく時間に意識を向けて落ち着くことで心拍数が下がっていきます。心の内側の静けさを感じてみましょう。

詳しくは、ナイトタイムヨガの116ページで紹介します。

ヨガを始めるときの心得

基本的に、ヨガを行なうにあたって必要なものはマットだけで十分です。ヨガマットがあると滑りにくくなり、膝をついたときに関節を守ってくれます。怪我の防止のためにもぜひ用意してください。

また、動きやすい服装と、ヨガブロックやブランケットもあればなお良いでしょう。

ヨガブロックは、ポーズを取るときに手足を乗せたりして使う補助具です。身体が硬い人も、ブロックを使うことで無理なく安全に正しいポーズが取れるようになります。

ブランケットは、休息時に身体を冷やさないために用意しておくことをおすすめします。室内で行なうときは、室温は大体26度くらいに設定し、こまめに換気などをしてつねに新鮮な空気を吸えるようにすると良いでしょう。

慣れないうちは、1回の運動量は10～30分程度にとどめ、少しずつ時間を増やしていくことをおすすめします。

極端な話、ヨガは身一つあれば簡単に始められる運動です。しかし、「身体が硬いから自分にヨガは向いていない」という理由で躊躇（ちゅうちょ）する人も大勢います。むしろ身体の硬い人にこそ、ヨガを始めてほしいのです。呼吸を感じたり、身体を動かして「身体が硬い」ということを感じることが大切です。

はじめは、自分の身体の硬さにガッカリすることもあるかもしれません。それでも一日数分でも継続していけば、みるみるうちに変化していく自分の身体に驚くはずです。これもまた、ヨガの醍醐味と言えるでしょう。

完璧なポーズを取ることにこだわらず、できそうなところから、少しずつ始めてみてください。

Serotonin YOGA

MORNING TIME

Part 1

モーニングタイム
セロトニンヨガ

6:00

11:00

目が覚めたら真っ先に朝日を浴びる

朝、目が覚めたらすぐにカーテンを開けて、朝日をしっかり浴びるようにしてください。身体を動かす前に日光を浴びると、セロトニン分泌にかかわる神経を活性化させ、セロトニンが分泌されやすくなります。

この神経は「セロトニン神経」と呼ばれており、網膜が光を感じることで活性化します。強い光ほど網膜への刺激も強くなるため、必然的にセロトニンが分泌されやすくなるのです。もうおわかりかと思いますが、強い光の代表格が太陽光というわけです。

ちなみに、セロトニン神経の活性化には、2500～3000ルクスほどの強さの光が必要とされています。太陽光は、曇りの日でも10000ルクス程度あります。対して、一般的な家庭用の蛍光灯は500ルクス程度です。つま

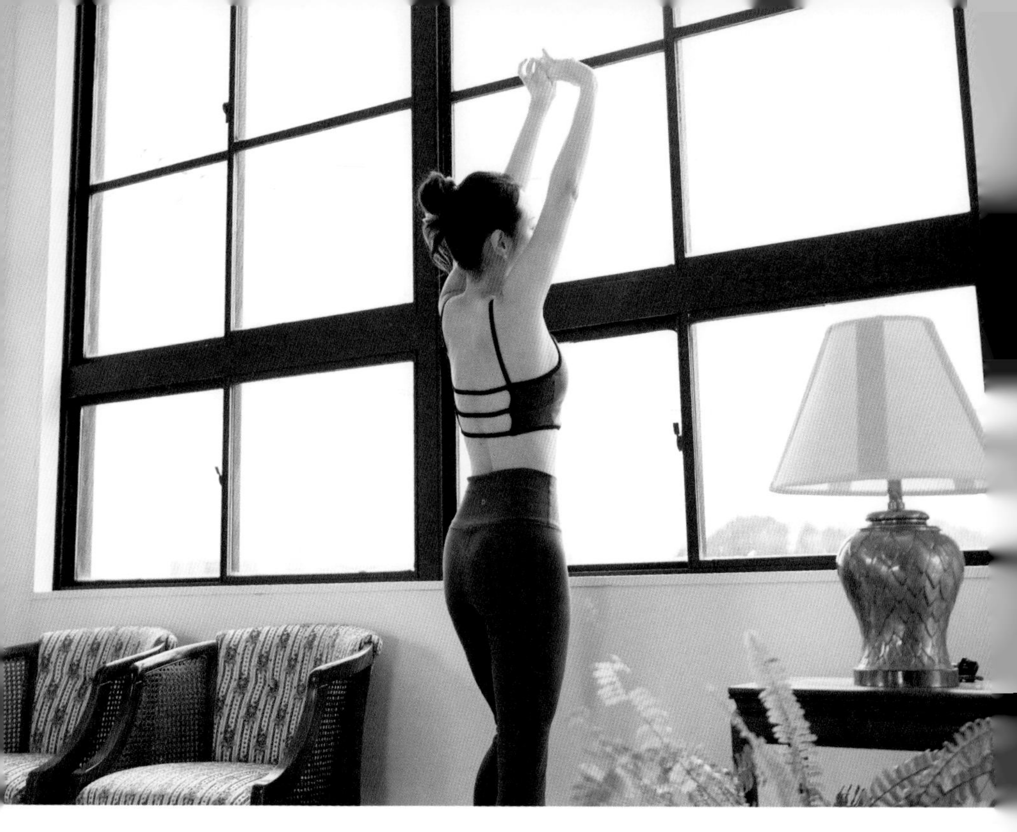

り、蛍光灯の光ではセロトニン神経が活性化しにくいということです。
一日の始まりを良い気分で迎えるために、なるべく午前中に日光を浴びる時間を取ってみてください。
また、ヨガを行なう直前の食事は控えましょう。朝食前の空腹の状態、もしくは食後2～3時間後に行なうのが理想的です。
屈伸や伸びなどのような簡単なストレッチをして、白湯もしくは常温水を飲んでから始めると腸のはたらきが活発になり、整腸作用やデトックス作用が期待できます。

セロトニンを分泌させる食事

体内でセロトニンをつくるためには、材料として必須アミノ酸のトリプトファンが必要になります。しかし、トリプトファンは体内で生成できないため、食事から摂らなければなりません。トリプトファンは日中は脳内でセロトニンに変化し、夜になると睡眠を促すホルモンのメラトニンに変化します。そのため、トリプトファンの不足は睡眠の質の低下を引き起こす原因にもなります。

トリプトファンが多く含まれている食材は主に、豆腐・納豆・味噌・しょうゆなどの大豆製品、チーズ・牛乳・ヨーグルトなどの乳製品、米などの穀類などです。そのほか、ごま・ナッツ類・卵・バナナにも含まれています。

肉や魚にもトリプトファンが多く含まれますが、動物性たんぱく質に含まれるＢＣＡＡというアミノ酸は、トリプトファンを脳へ取り込みにくくするため、植物性たんぱく質を選んだほうが良いでしょう。

ただし、動物性たんぱく質であっても「炭水化物（穀類、いも類、果物など）」と「ビタミンB6」を一緒に摂ることで血糖値が上昇し、BCAAが筋肉に作用することでトリプトファンの合成が促進されます。つまり、バランス良く主食・主菜・副菜を揃えて食事をすることで、トリプトファンを確実に体内に取り込むことができるのです。

また、よく噛んで食べることもセロトニンの分泌を促します。咀嚼（そしゃく）で耳下腺が刺激されると唾液の分泌量が増加しますが、唾液が増えると口の粘膜が潤い、口内細菌の増殖を抑えられます。結果として、口臭や虫歯、歯周病などのトラブルの回避に役立ちます。

噛むことで満腹中枢が刺激されると過食が予防でき、消化に必要なエネルギーが低減することによって身体も疲れにくくなることもわかっています。

美しくあるためにはストレスはご法度！

美しくありたいという思いは、時代や国が変わっても女性の永遠のテーマであり、近年は男性の美容への意識も高まっています。

バランスの良い食事をよく噛んで食べる、適度な運動をする、生活サイクルを整えるなどさまざまな要素が関与しますが、その根幹にあるのは「ストレスを溜めない」ということです。

「ストレスが溜まることで暴飲暴食をしてしまう」原因を探ると、たいてい「運動不足や不規則な生活でストレスを溜め込んでしまう」という話に辿りつ着きます。

ストレスは肌を酸化させ、シミやそばかす、小ジワをつくる原因になりますから、美しくあるためには、ストレスを溜めないことが一番なのです。

２０１７年、科学雑誌『Nature』にて、脳にある視床下部の細胞が老化の進行に大きく関与していることが明らかになりました。視床下部は脳幹の中にあるアーモンドほどの大きさの器官ですが、自律神経系の最高中枢を担っています。

人が精神的なストレスを感じているとき、脳ではエネルギー消費が進み、活性酸素が増産されることがわかっています。そしてこの活性酸素は、脳を構成する神経細胞を壊し、細胞が新生する力を低下させ、老化に拍車を掛けるというのです。

ストレスが脳の大敵となることは言うまでもありませんが、脳は私たちが想像するよりもずっとはたらき詰めで、休む暇もありません。ですから、脳に必要以上の負担をかけ、視床下部の疲労を増やすことにつながる行為は極力控えたいものです。

ではどうしたら精神的なストレスを軽減させることができるのでしょうか？

そこでおすすめするのが次のページで紹介するマインドフルネスや瞑想です。

#「今」を感じるマインドフルネス

マインドフルネス（mindfulness）とは、現在の自分に起こっている事象に意識を向ける心理的な過程のことを指します。簡単に言うと「今を感じる」ということです。瞑想などを通して発達させることができるとされています。

情報過多社会において、つねに私たちの思考はフル回転させられ、他人の価値観に振り回されることに疲れてしまっている人も多いでしょう。

「将来に対して漠然とした不安を抱えている」「会社でのミスや他人に言われた一言をずっとひきずっている」「SNSで自分の容姿や生活を他人と比較してしまう」といったような悩みがよく聞かれます。

そんなとき、今の自分が置かれている状況を「当たり前」と思わないようにしてほしいのです。自分の性格が悪いから、自分の容姿が悪いから、他人に蔑（さげす）

まれるのは当たり前、という考えではいけません。

極端なたとえですが、一日三食、お腹いっぱいいただくことができたり、十分に教育を受けることができたり、日本は世界から見ればかなり恵まれた国だと言えると思います。このことに意識を向けると、「有り難い」という心境、「生命の危険に脅かされず生活できていることに感謝」する気持ちが芽生えるでしょう。

意識をしてみないと、「当たり前」の感覚は簡単にできあがってしまいます。不自由なく生活できることへの有り難さに気付くことができない人は、もっと多くのことを求めたくなり、必要のない他人との比較に心を痛め、自分を傷つけてしまいます。

ヨガをはじめ、瞑想は「無駄な思考をそぎ落とす行為」です。シンプルに物事を捉えることで、必要のない不安を生み出すことがなくなるかもしれません。

マインドフルネスという考え方は、イキイキとした日々を送るために必要なツールなのです。

座って行なう静的な瞑想

瞑想には大きく分けて2つの種類があります。座って目を閉じた状態で行なう静的な瞑想と、動きの中で行う動的な瞑想です。ヨガは後者に含まれます。

座って行なう静的な瞑想は、リラックスした状態で姿勢を正し、沸き起こる自分の思考や感情に心を乱されることなく、静観して心を落ち着かせます。目を閉じてただ黙って座れば瞑想になるというわけではありません。

イメージとしては、心に浮かぶ思考や感情を水面の波として捉えます。浮かんでくる意識や感情に心が引っ張られないように静観することで波は徐々に収まり、静かな水面のような心が浮かび上がります。

はじめのうちは、目を閉じるといろいろな感情が湧き起こったり、いつの間にか集中が切れていたり、うたた寝をしてしまうこともよくあります。そんな

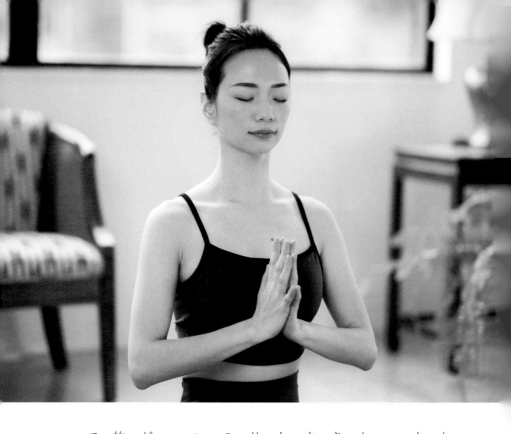

ときは、呼吸に意識を向けてみてください。

まずは、長く吐く練習をするところから始めてみましょう。息を吸ったときの倍の長さで吐く呼吸法があります。４カウントかけて吸い、８カウントかけて吐き切るというふうにゆっくりとリズムをつくることで、自律神経の乱れも緩和され、思考も落ち着いていきます。

少しずつ慣れていくことが重要ですが、次のページの動きの中で行なう動的な瞑想を行なってみるのも一つの手です。

動きの中で行なう動的な瞑想

動的な瞑想の代表とも言えるのが、ヨガです。そもそもヨガのポーズは古代インドの言葉でアーサナ（āsana）と呼ばれ、坐法＝座る方法という意味があります。

ヨガのポーズには、立ったり座ったりはもちろん、肩立ち、頭立ちと呼ばれる逆転のポーズなどさまざまあります。

これらを安定した状態で行なうヨガでは、股関節や骨盤の柔軟性、背筋をピンと伸ばした姿勢を維持するための筋肉などが鍛えられます。

普段使わない筋肉を使い、柔軟性も高まるヨガの後にはいつもの運動とは違う爽快感が得られることでしょう。

ポーズを取る際には、「ああ、今ここが伸びてるな」とか、「右へのツイストのほうがやりやすいな」などの自分の身体への気付きや、「今のポーズで呼吸が楽になったな」など、目に見えないものを感じとることができます。この身体の感覚や呼吸への意識などの洞察力こそが瞑想で重要な要素となります。

動的な瞑想では、「身体の動きを感じる」「呼吸の深さを感じる」「ヨガに意識を向けている自分を感じる」、これらをおさえることができれば、たとえ上手にポーズが取れなくても、瞑想として成功していると言えるでしょう。

普段の生活では、妻であることや母であること、仕事上での立場など、社会的な役割を持ちますが、ヨガマットの上にいるときだけは、役割に囚われない本来の自分と向き合う時間になります。

ぜひセロトニンヨガを通して本来の自分と向き合ってください。セロトニンの分泌作用でさらに心の安定を感じられることでしょう。

静的な瞑想でも動的な瞑想でも、自分の心地良い向き合い方を見つけることが重要です。自分と向き合う方法を探すのがヨガの本質と言えるでしょう。

背中の力みを取る ツイストのポーズ

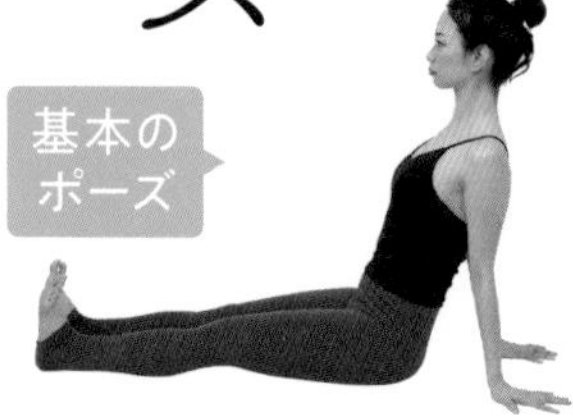

1 胸を突き上げて大きく開く

片足を反対側の足の太腿に乗せて座り、胸を天井に突き上げるイメージで肩甲骨を寄せる。

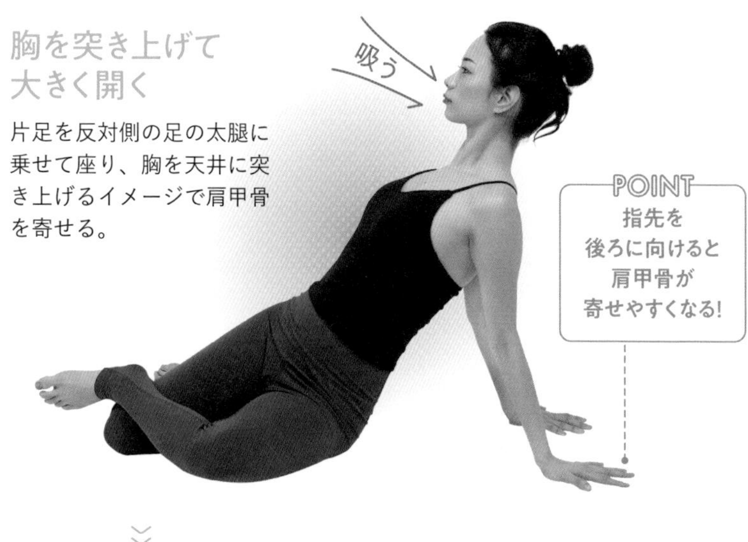
吸う
POINT
指先を後ろに向けると肩甲骨が寄せやすくなる!

2 両肘をついて後ろに向かってお腹をツイストさせる

後ろに向かって骨盤を床に被せるような意識でお腹をツイストさせる。

吐く

動画で
CHECK

TIME
10min

効果
●背中の緊張や股関節の力みを緩和させる

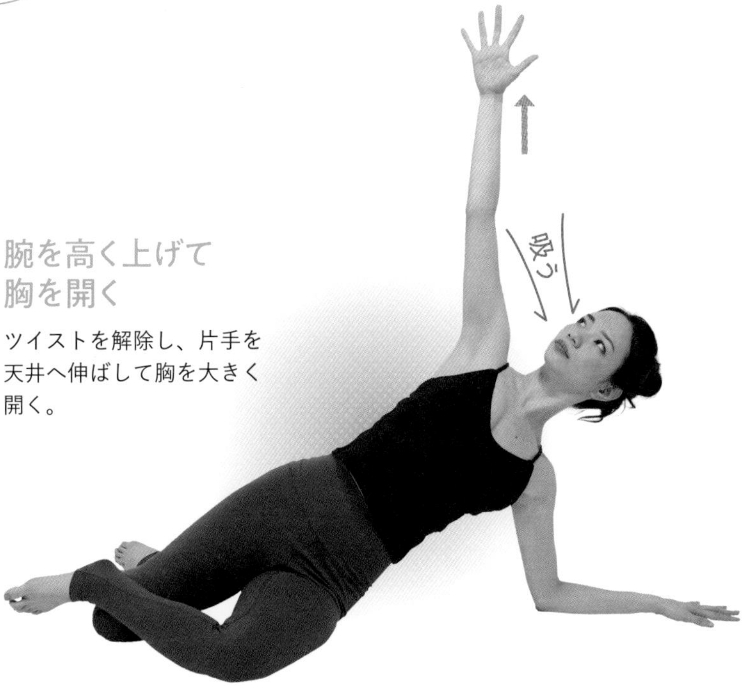

吸う

3 腕を高く上げて胸を開く

ツイストを解除し、片手を天井へ伸ばして胸を大きく開く。

4 片肘ををついて後ろに向かってお腹をツイストさせる

手前の腕は肘、後ろの腕は手のひらで支えるようにして骨盤を床に被せるようなイメージでお腹をツイストさせる。

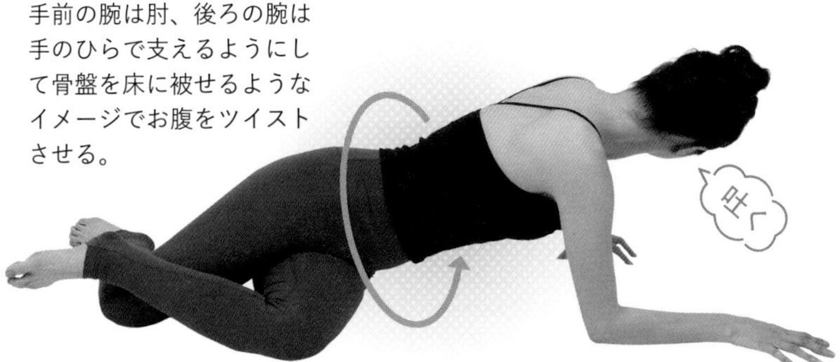

肩や首まわりをほぐすポーズ

基本のポーズ

1 お腹と床が平行になるようにブリッジ

肩甲骨を寄せて胸を開くイメージで、おへそが天井を向くように軽くブリッジ。

吸う

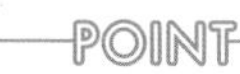

ブリッジが難しい場合は、お尻を床につけた状態でもOK!

2 体育座りで顔を沈める

ゆっくりお尻を床に下ろし、頭を膝につけるようにして背中を丸め、脱力する。

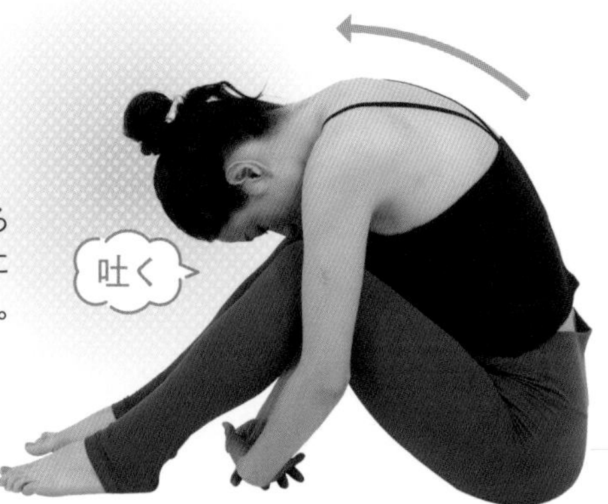

TIME
5min

効果 ●首、肩の凝りを解消する

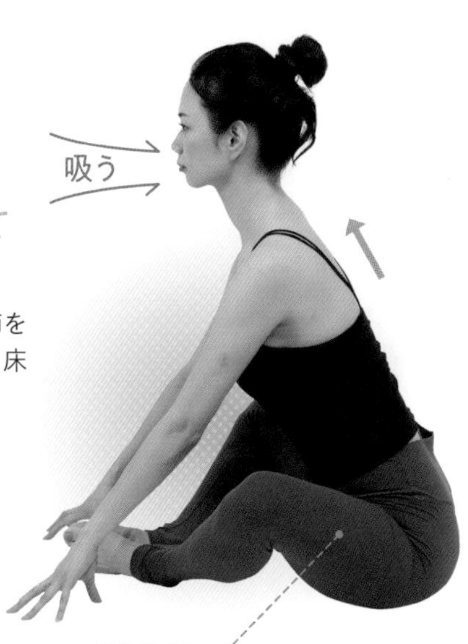

3 足の裏を合わせて股関節を開く

足の裏を合わせて股関節を開く。両腕の指先は軽く床につける。

POINT
太腿を床に落とさず
軽く浮かせた状態でキープ!

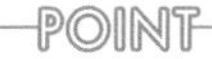

4 足の裏を合わせた状態のまま前屈する

両足に頭を乗せるようなイメージで背中を丸めて前屈し、脱力する。

POINT
頭が足元につかなくても
背中を丸めることに
意識を向ければOK!

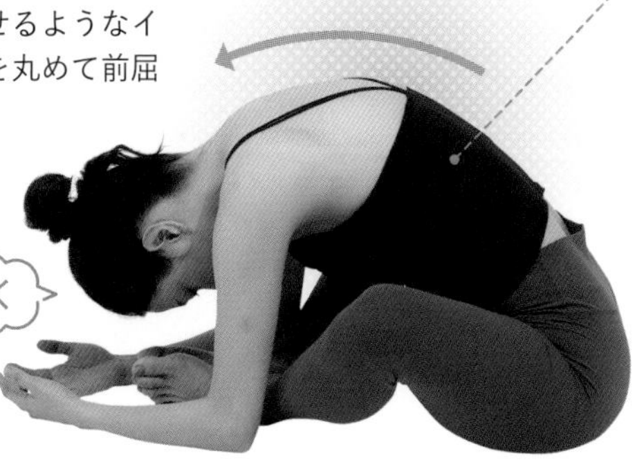

骨盤の歪みを解消するポーズ

基本のポーズ

頭と平行になるように片足を内側に曲げ、反対側の足は頭と垂直になるように外側に曲げる。

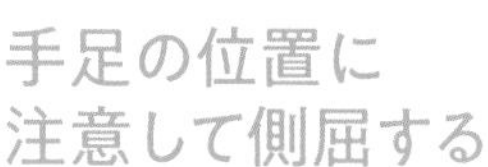

1 手足の位置に注意して側屈する

片腕を高く上げて側屈し、強い抵抗感を感じるところまで伸ばす。反対側も同様に側屈する。

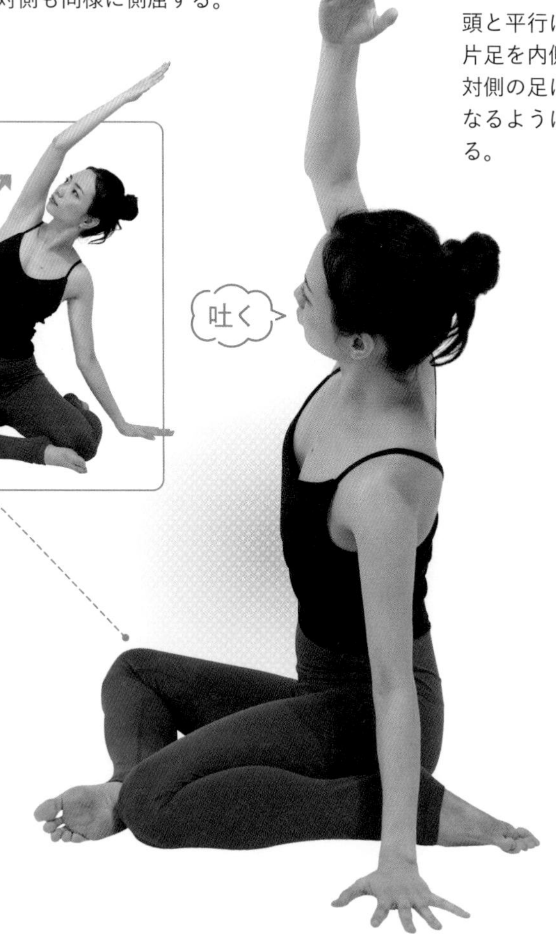

動画で CHECK

TIME 7min

効果
- 骨盤の歪み、体側の力みを緩和させる
- 姿勢を改善する

2 腰を起こし、上半身を後ろへ反らす

片手をなるべく後ろにつき、床を強く押すようにして腰を持ち上げる。反対側の腕を大きく後ろへ伸ばし、胸を天井に突き上げる。

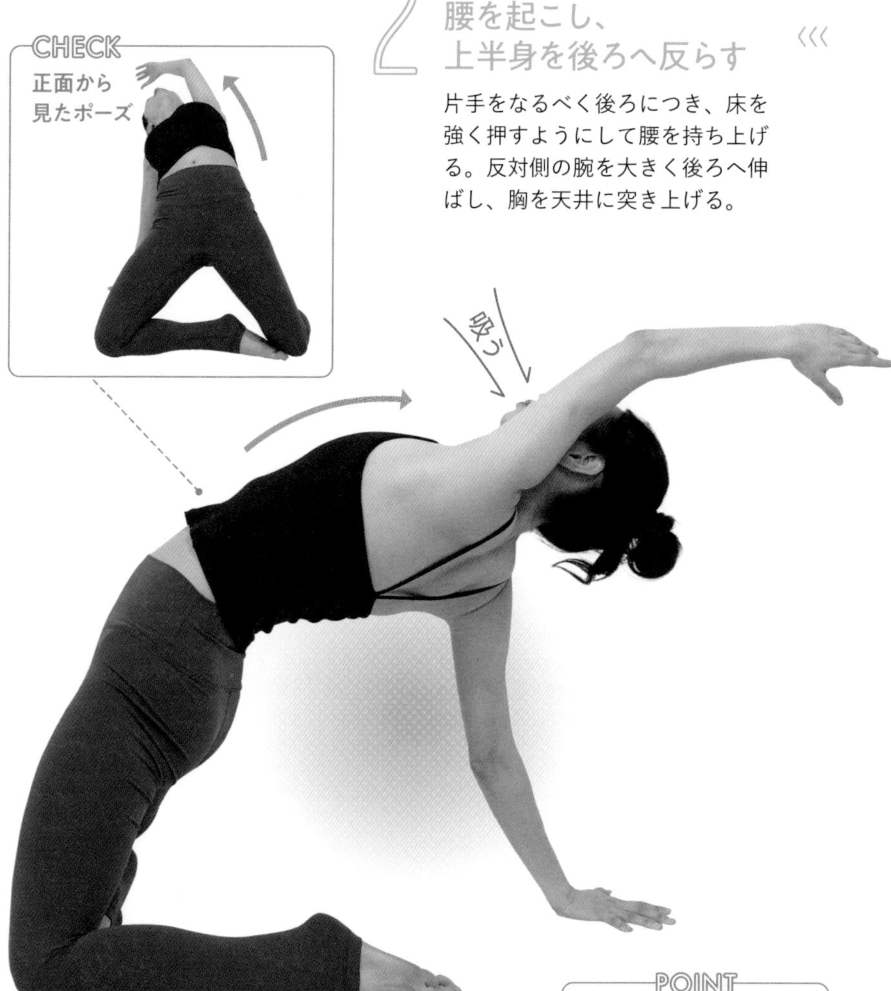

POINT
足の甲で床を強く押すとバランスが取りやすい!

股関節の不調を整えるポーズ

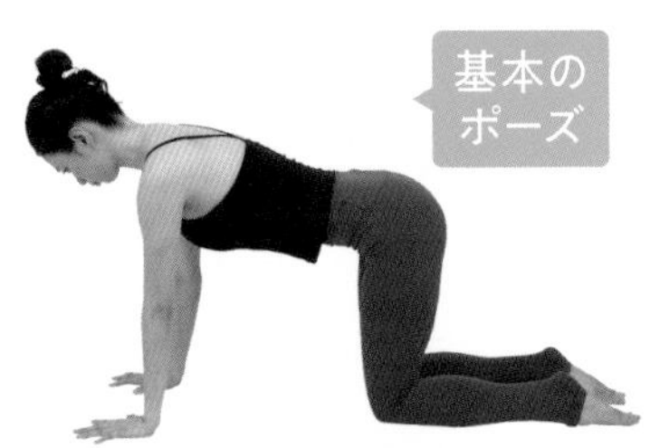

POINT
目線は後方の遠くを見つめるようにすると背筋が伸びてより効果的!

1 四つん這いから片足をななめ後ろへ伸ばす

両足を交差させて上になった足の太腿が強く伸びを感じられるポジションを探す。

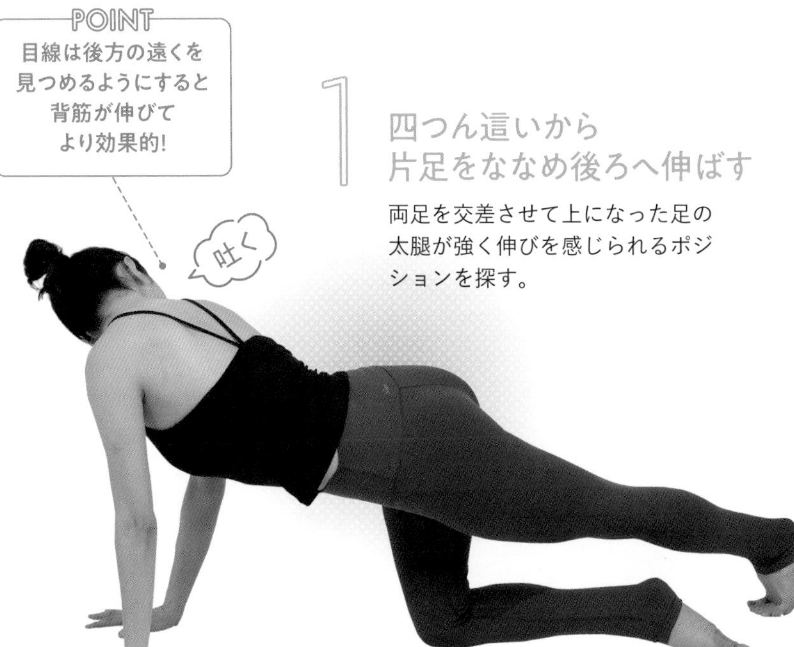

TIME
5min

効果
- 股関節まわりの力みを解消する
- 股関節の可動性を高める

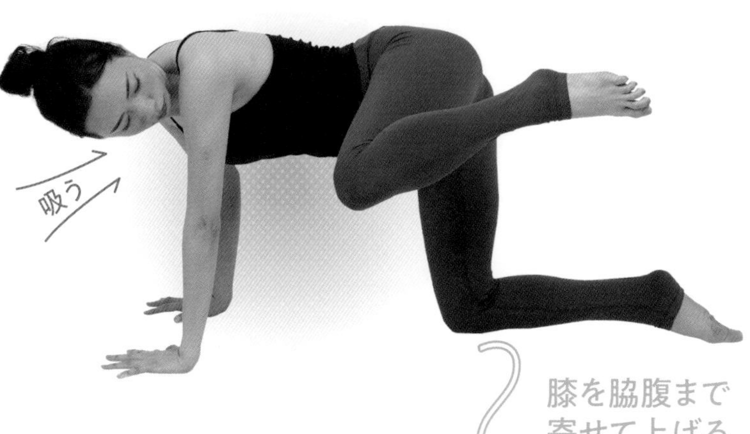

2 膝を脇腹まで寄せて上げる

交差させた足を戻して、そのまま膝を脇腹に寄せるように持ち上げて固定する。

3 反対側も同様に行なう

基本のポーズに戻って反対側の足も同様に行ない、左右交互に3回ずつ繰り返す。

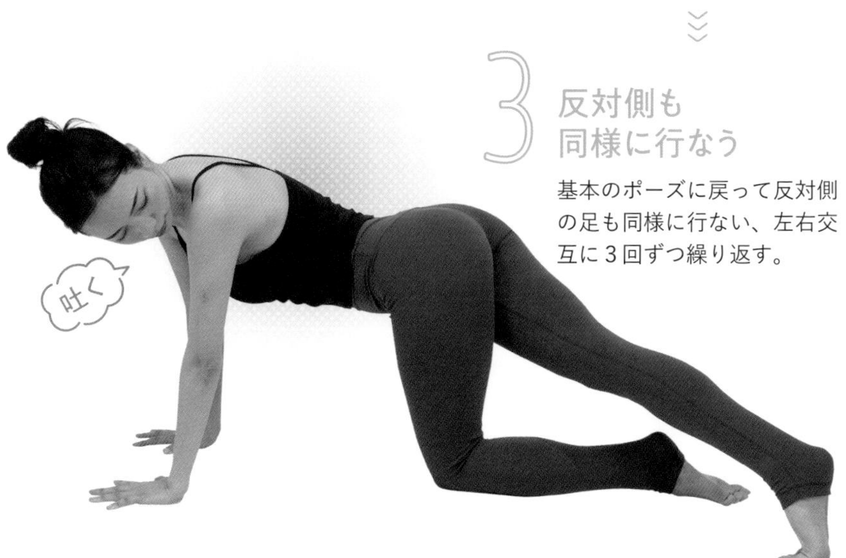

背中と肩の緊張を緩めるポーズ

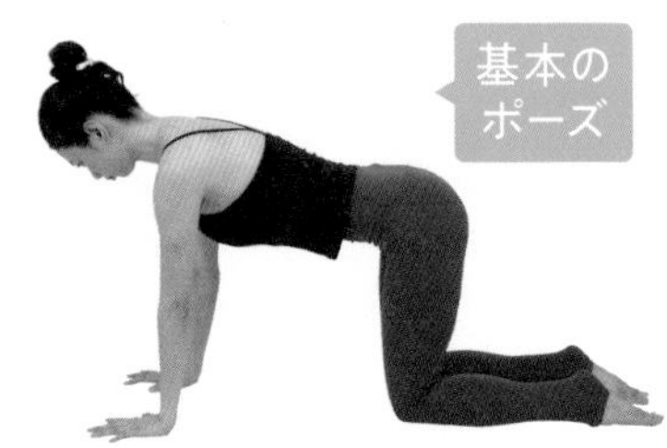

1 四つん這いから背中をU字に反らせる

目線を天井に向けるようにして頭を持ち上げて背中をU字に反らせる。

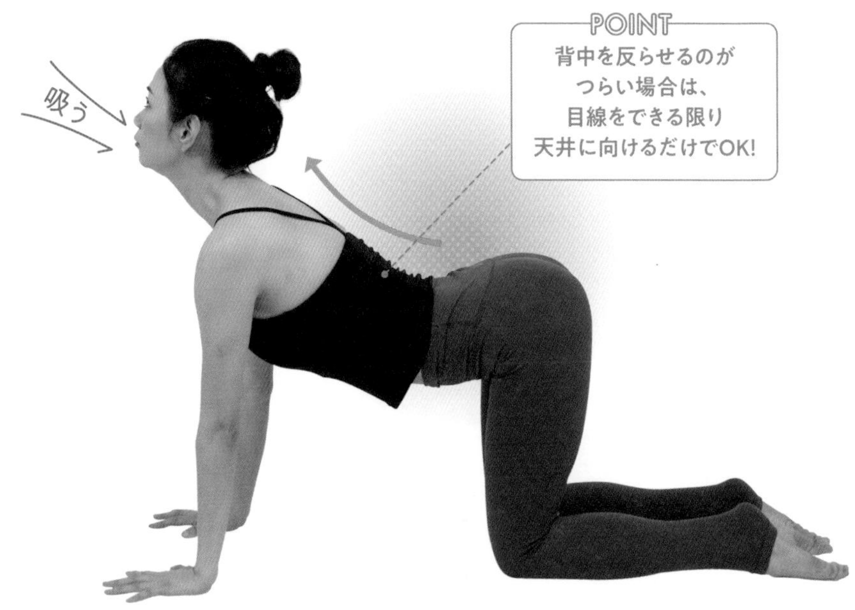
吸う
POINT
背中を反らせるのがつらい場合は、目線をできる限り天井に向けるだけでOK!

TIME
5min

効果
- 肩まわりの違和感を解消する
- 背骨の柔軟性を高め、肩まわりの緊張を緩める

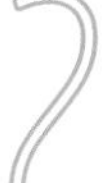

2 目線をお腹に向けて背中を丸める

目線をおへそのあたりへ移し、両手で床を強く押すようなイメージで背中を丸める。呼吸と連動させて①と②をゆっくり5回繰り返す。

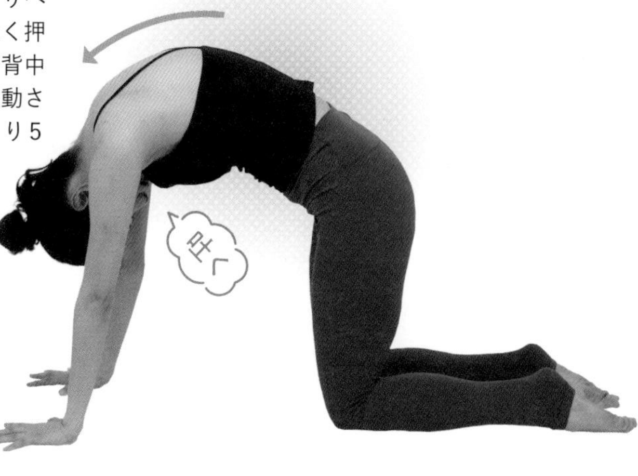

吸う

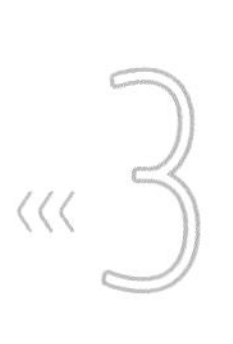

3 背中に向かって片足を上げる

①のポーズから、できる限り背中に近づけるようなイメージで片足を高く上げる。

背中と肩の緊張を緩めるポーズ

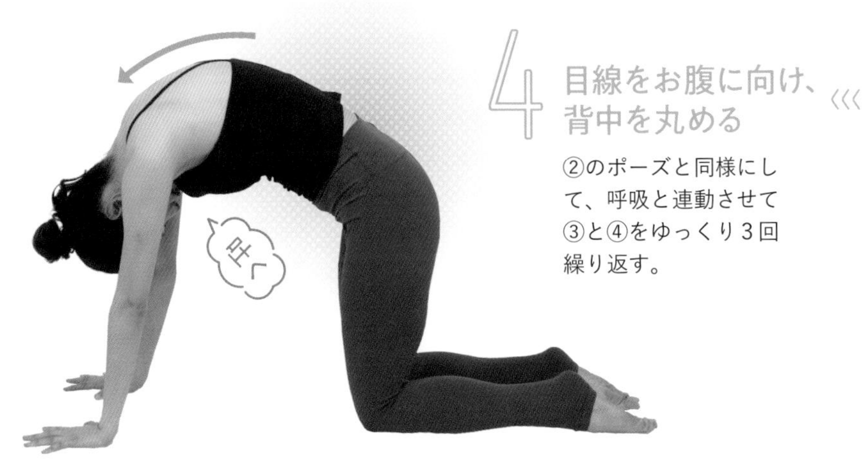

4 目線をお腹に向け、背中を丸める

②のポーズと同様にして、呼吸と連動させて③と④をゆっくり3回繰り返す。

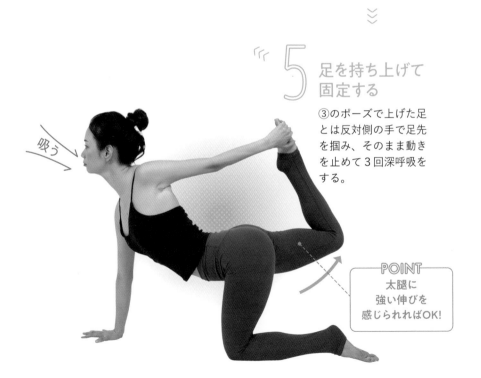

5 足を持ち上げて固定する

③のポーズで上げた足とは反対側の手で足先を掴み、そのまま動きを止めて3回深呼吸をする。

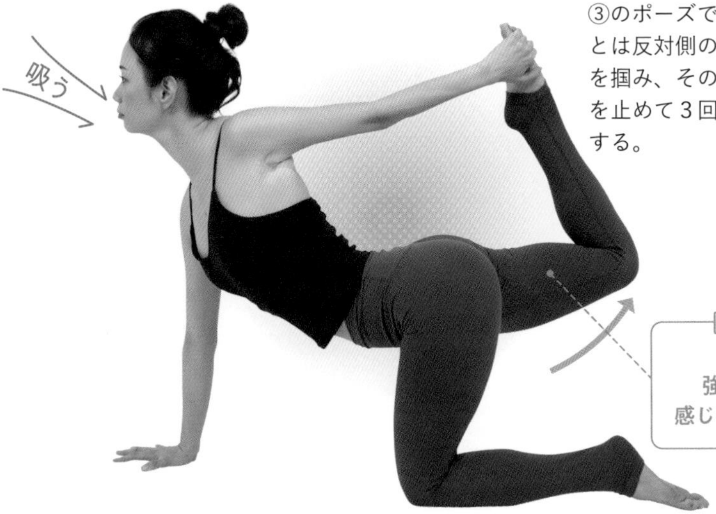

吸う

POINT
太腿に
強い伸びを
感じられればOK!

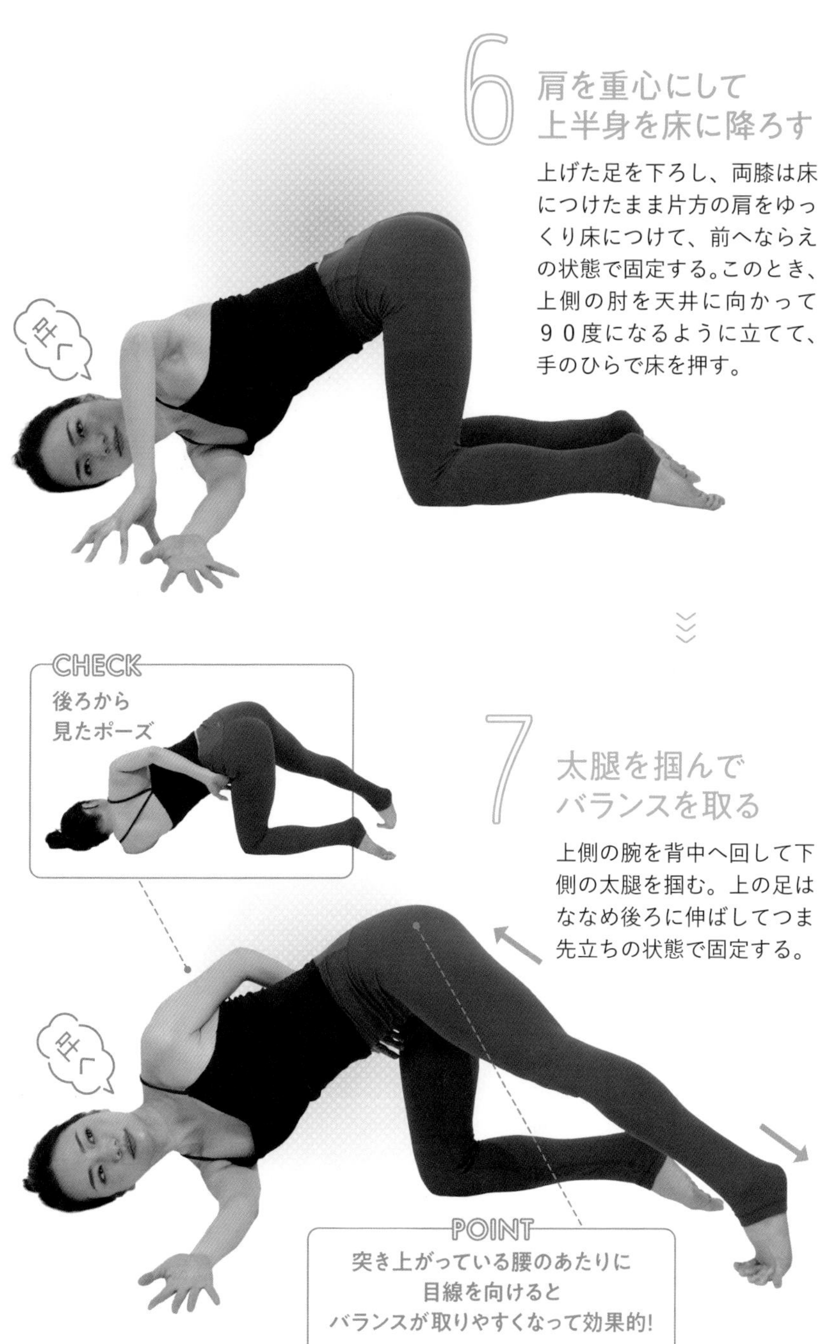

6 肩を重心にして上半身を床に降ろす

上げた足を下ろし、両膝は床につけたまま片方の肩をゆっくり床につけて、前へならえの状態で固定する。このとき、上側の肘を天井に向かって９０度になるように立てて、手のひらで床を押す。

7 太腿を掴んでバランスを取る

上側の腕を背中へ回して下側の太腿を掴む。上の足はななめ後ろに伸ばしてつま先立ちの状態で固定する。

POINT
突き上がっている腰のあたりに
目線を向けると
バランスが取りやすくなって効果的!

もも裏の張りを取るポーズ

基本のポーズ

1 片方の足を曲げた状態で前屈する

片方の足を曲げたまま背中を前に出すイメージで上半身を倒す。

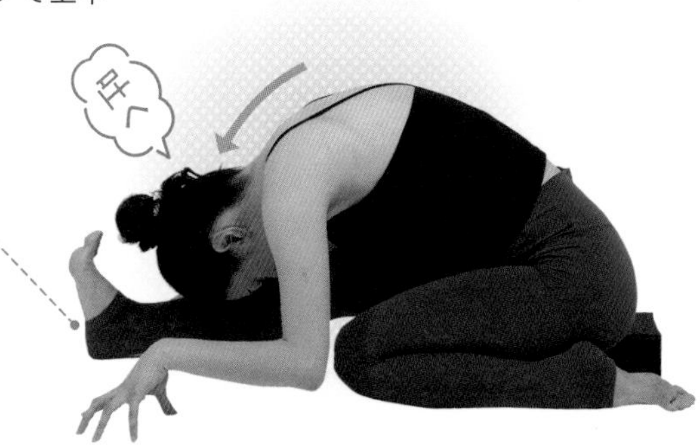

POINT
足を曲げていない側のお尻に、ヨガブロック（丸めたタオルやクッションでも可）を挟むと骨盤が安定しやすくなってGOOD!

2 片足をおでこのところまで持ち上げる

伸ばしている足の裏を両手を組んで掴み、膝が曲がらないように持ち上げてすねをおでこに近づける。

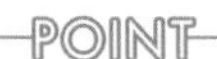

おでこまで近づけられなくても、膝がしっかり伸びていればOK!

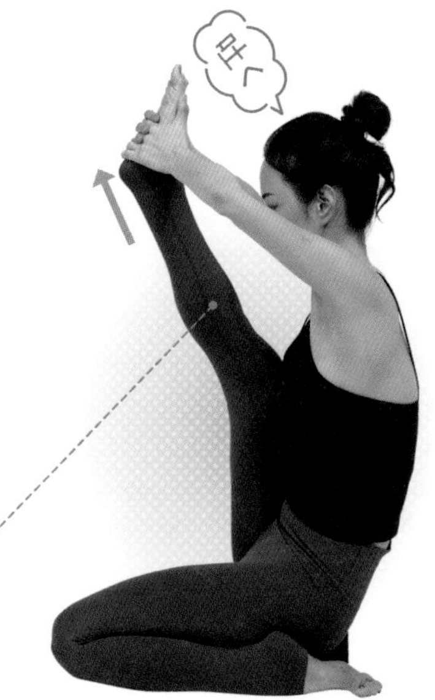

動画でCHECK

TIME 7min

効果 ●ハムストリング（大腿二頭筋・半膜様筋・半腱様筋）の柔軟性を高める

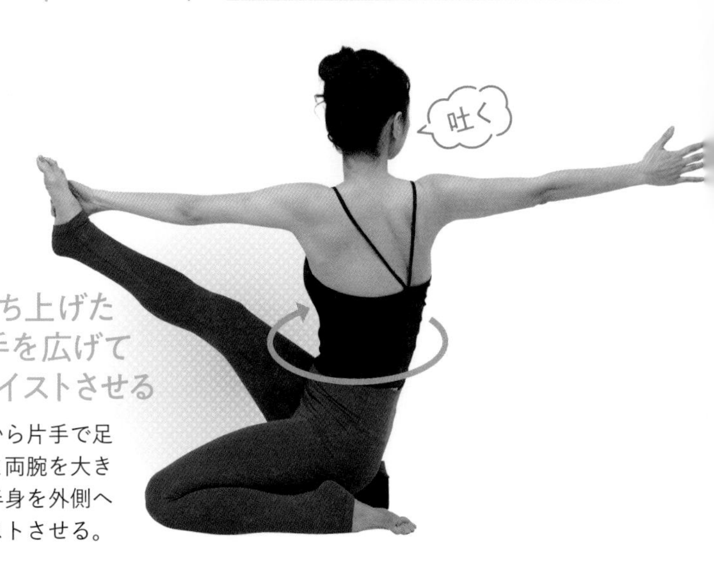

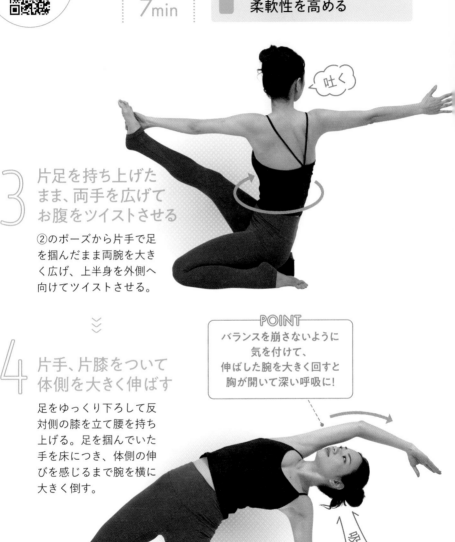

3 片足を持ち上げたまま、両手を広げてお腹をツイストさせる

②のポーズから片手で足を掴んだまま両腕を大きく広げ、上半身を外側へ向けてツイストさせる。

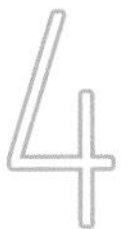

4 片手、片膝をついて体側を大きく伸ばす

足をゆっくり下ろして反対側の膝を立て腰を持ち上げる。足を掴んでいた手を床につき、体側の伸びを感じるまで腕を横に大きく倒す。

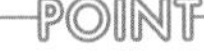

POINT
バランスを崩さないように気を付けて、伸ばした腕を大きく回すと胸が開いて深い呼吸に!

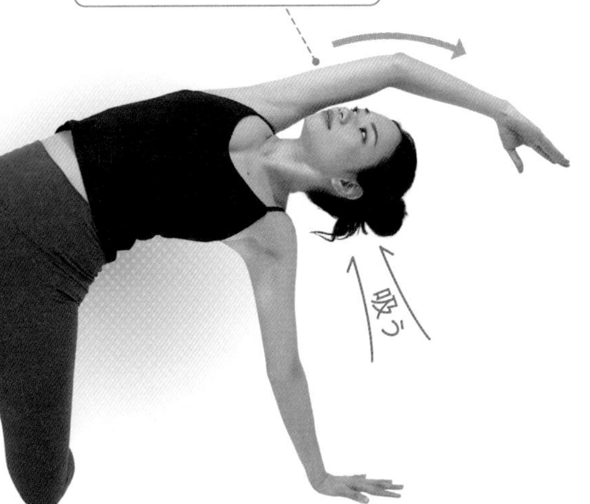

腰の重だるさを解消するポーズ

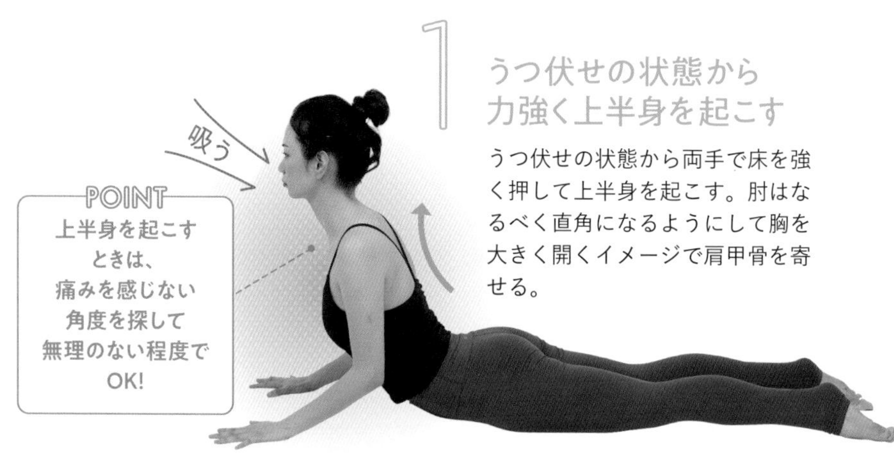
吸う
POINT
上半身を起こすときは、痛みを感じない角度を探して無理のない程度でOK!

1 うつ伏せの状態から力強く上半身を起こす

うつ伏せの状態から両手で床を強く押して上半身を起こす。肘はなるべく直角になるようにして胸を大きく開くイメージで肩甲骨を寄せる。

2 上半身のツイストを左右交互に行なう

足元に視線を向けるようにして上半身を軽くツイストさせ、一呼吸おいてから目線を正面に戻す。これを左右交互に2回ずつ行なう。

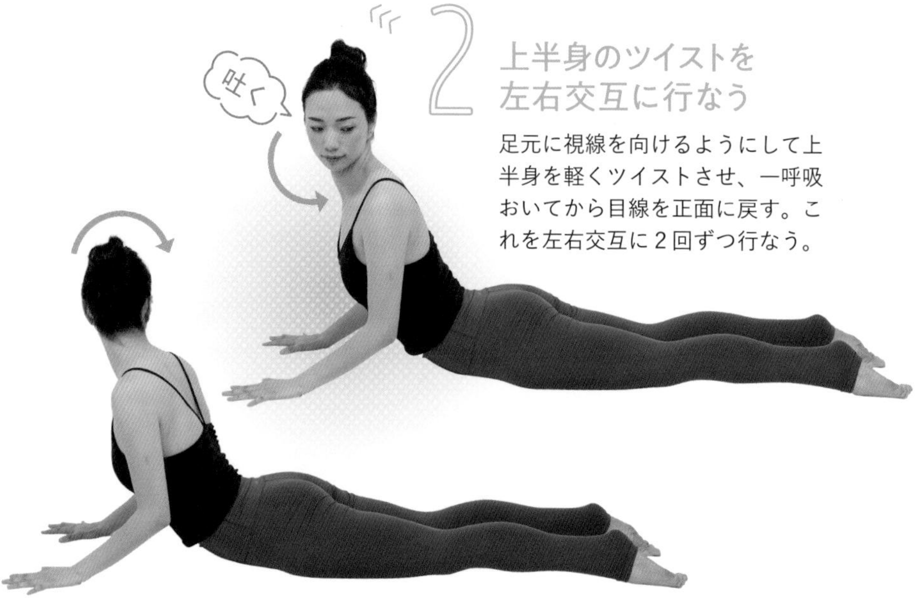

TIME
5min

効果 ●腰と肩甲骨まわりの不調を緩和する

3 うつ伏せの状態から上半身を起こす

うつ伏せの状態から背中で両手を組んだまま上半身を起こす。①と同様に肩甲骨はしっかり寄せる。

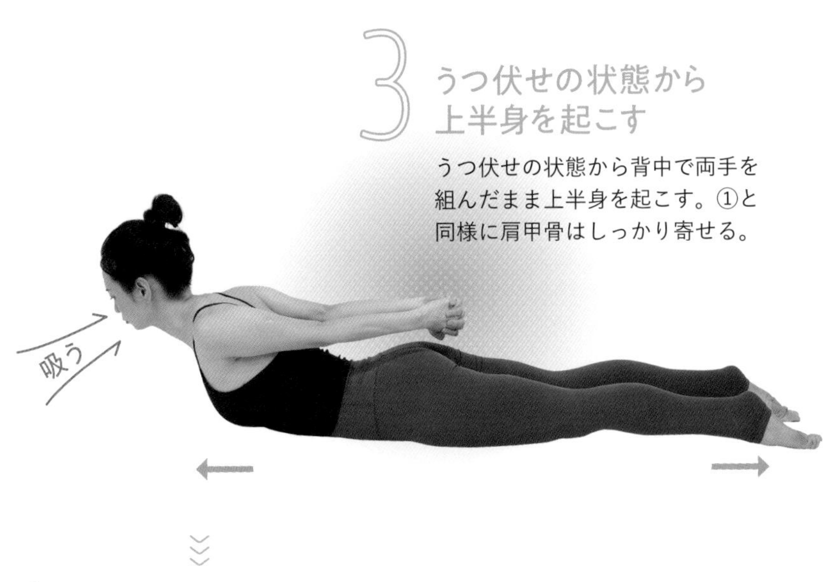

4 目線をお腹に向けて背中を丸める

両膝を立てて四つん這いの状態になる。両手で床を強く押すイメージで腹筋に力を入れて背中を丸め、3回深呼吸をする。

吐く

胸の詰まりを解消するツイストのポーズ

基本のポーズ

1 前傾の正座で片手を頭の後ろへ回す

踵とお尻が離れない程度に身体を前方に傾け、片手を頭の後ろへ回す。このとき、床についているほうの手でバランスを取る。

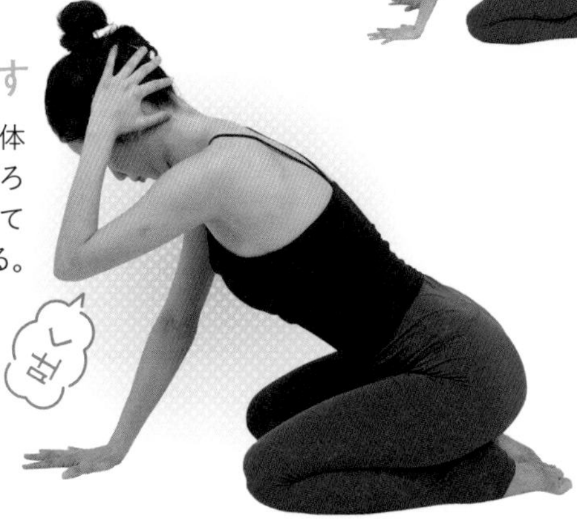

2 上げている腕側に視線を向けて上半身をツイストさせる

頭の後ろへ回した腕のほうにゆっくりと視線を向けて、上半身をツイストさせる。呼吸と連動させて①、②を３回繰り返す。

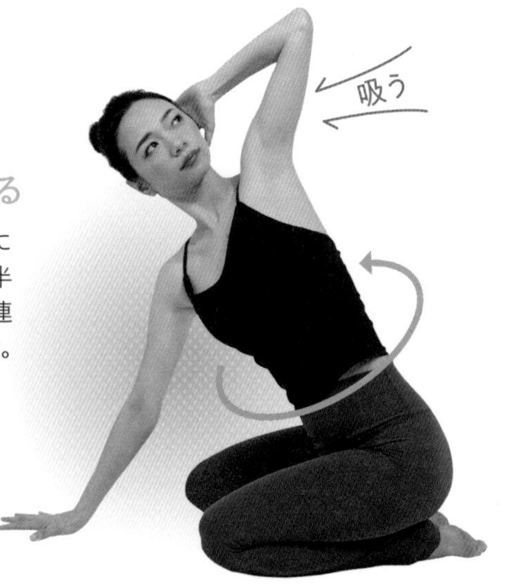

動画で
CHECK

TIME
5min

効果 ●胸椎の可動性を高める

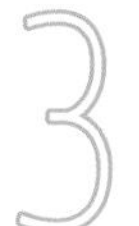

腕を広げて 胸を大きく開く

床についているほうの手はそのまま床を強く押すイメージ、頭の後ろへ回した腕はななめ上へ高く伸ばして胸を大きく広げる。

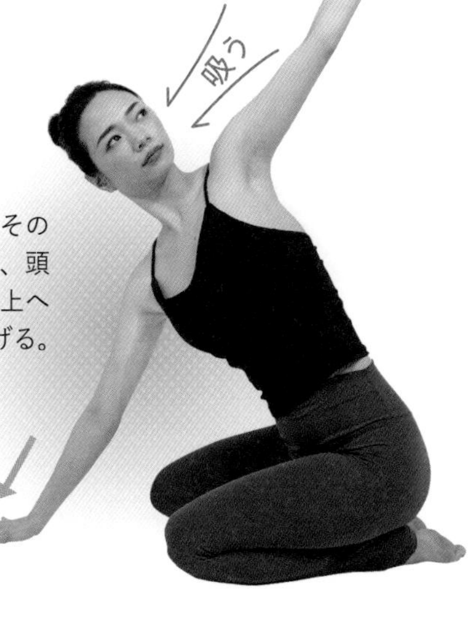

肩を重心にして 上半身を床に下ろす

両膝は床につけ、片方の肩をゆっくり床に下ろして、前へならえの状態で固定する。このとき、上側の肘を天井に向かって９０度になるように立てて手のひらで床を押す。

CHECK
後ろから
見たポーズ

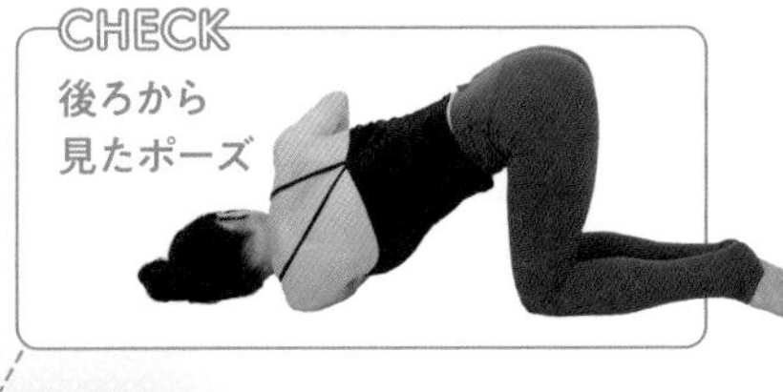

腹筋と背中の柔軟性を高めるポーズ

1 膝立てから両足を直角に曲げて空中でキープ

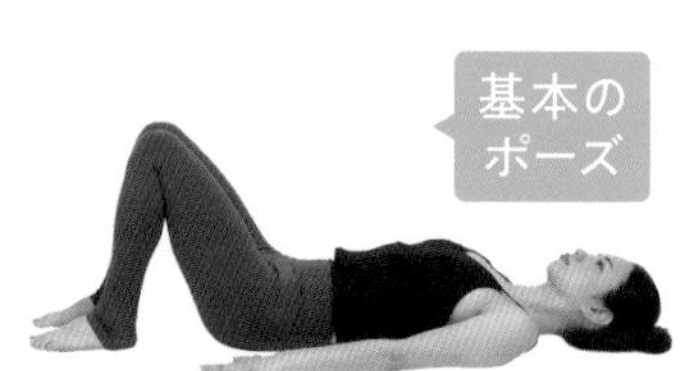

膝を立てていた状態から両足を上げ、膝を９０度に曲げて固定する。このとき、両腕は万歳の状態にする。

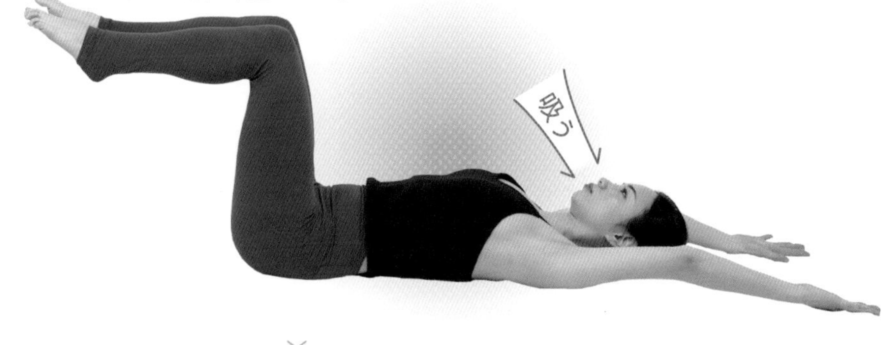

2 両足をキープしたまま上半身を起こす

あごを引いて両腕をまっすぐ前へ突き出す。腹筋を意識しながら背中を丸めて上半身を起こす。腹筋の要領で①、②を5回繰り返す。

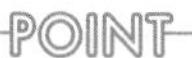

POINT
上半身を起こす際に、足が逃げないようにキープできるとGOOD!

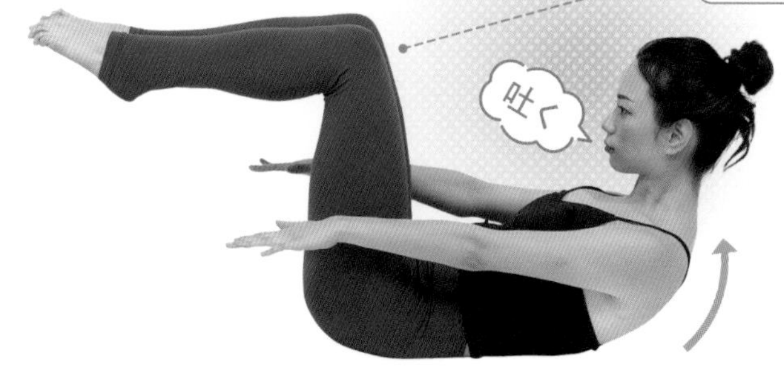

TIME
7min

効果
- 腹筋と背骨の柔軟性を高める
- 腹筋を鍛え、背骨の歪みを調整する

3 片膝を胸のあたりで抱える

仰向けの状態に戻り、胸のあたりにまで片膝がくるように抱えて脱力する。

POINT
足を持ち上げるときは、お尻から太腿にかけて痛みを感じない程度でOK!

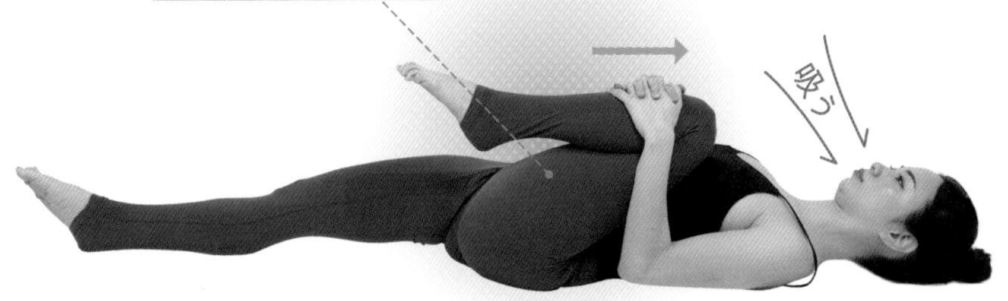

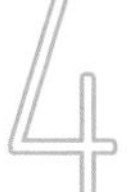

4 抱えた足を横に倒して腰まわりをツイストさせる

抱えている足を反対側の手で押さえるようにして倒し、ゆっくりと腰まわりをツイストさせる。反対側の腕は横に伸ばして脱力させ、5回深呼吸をする。

POINT
手で押さえた膝は無理に床につけようとしなくてもOK!

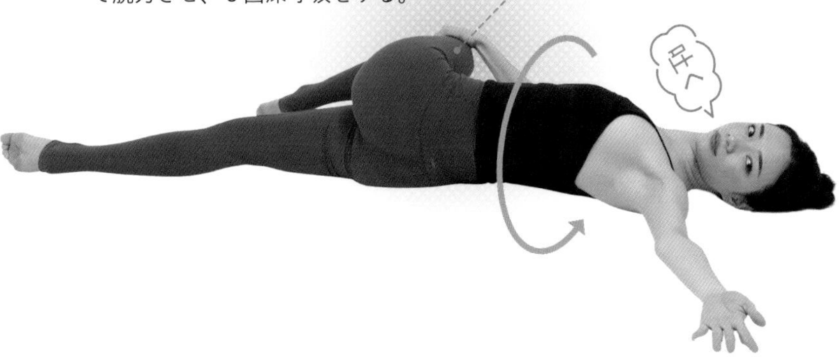

体側の伸びを良くするポーズ

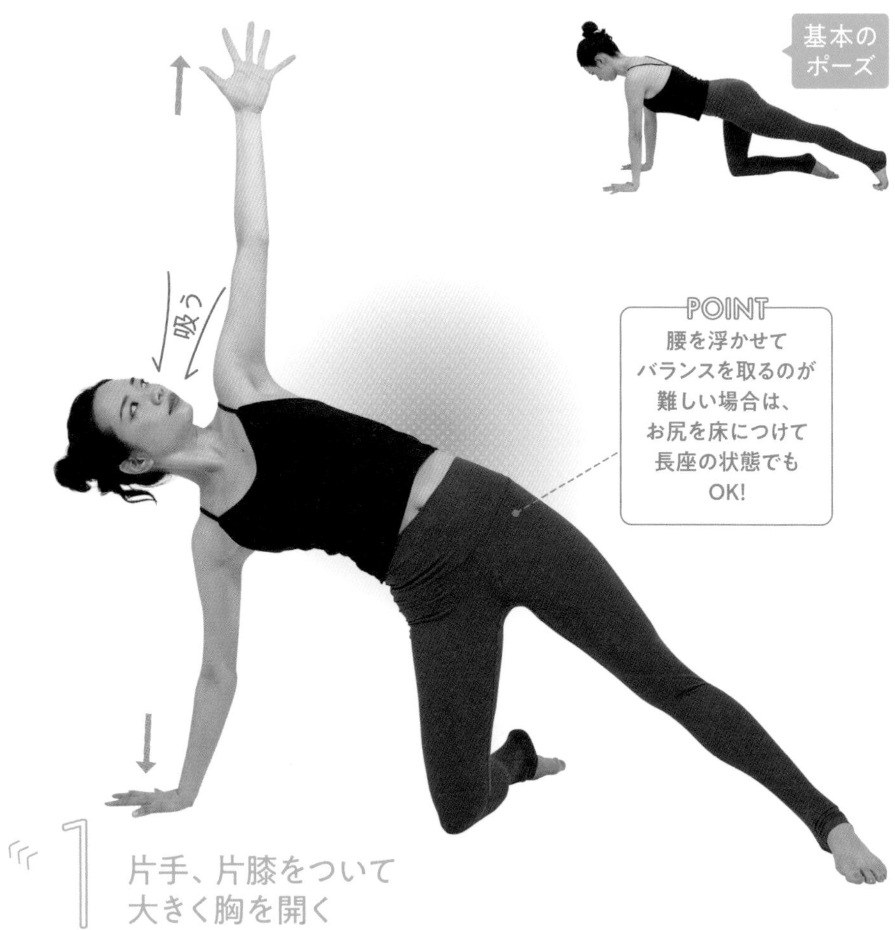
基本のポーズ
吸う
POINT
腰を浮かせて
バランスを取るのが
難しい場合は、
お尻を床につけて
長座の状態でも
OK!

1 片手、片膝をついて大きく胸を開く

片手、片膝は床につけたまま腰を浮かせる。骨盤を天井へ向けるイメージで反対側の足でバランスを取りながら、もう一方の腕を大きく上へ伸ばす。

動画で
CHECK

TIME
5min

効果
- 股関節の可動域を広げて体側を伸ばす
- 身体の左右差を調整する

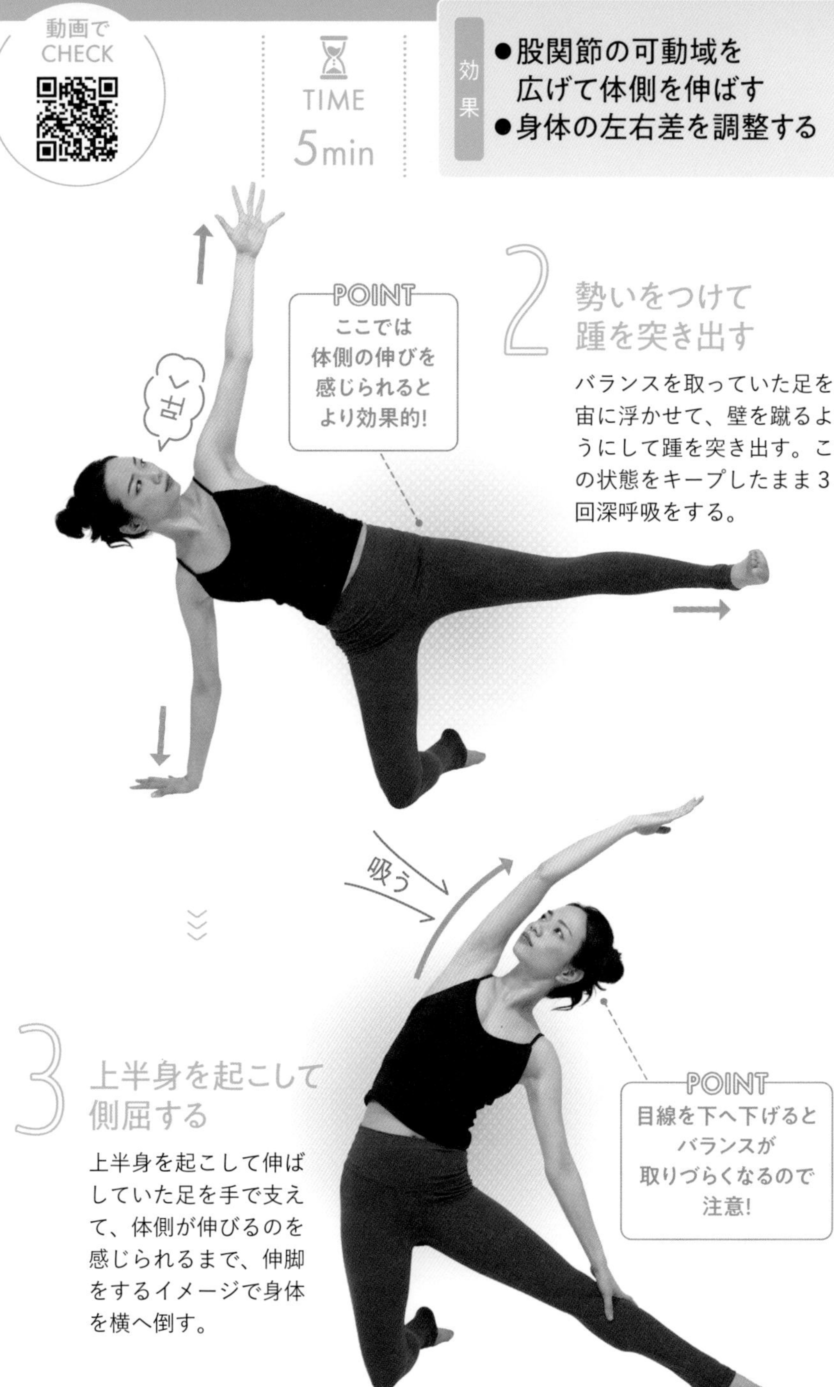

2 勢いをつけて踵を突き出す

バランスを取っていた足を宙に浮かせて、壁を蹴るようにして踵を突き出す。この状態をキープしたまま3回深呼吸をする。

POINT
ここでは体側の伸びを感じられるとより効果的!

3 上半身を起こして側屈する

上半身を起こして伸ばしていた足を手で支えて、体側が伸びるのを感じられるまで、伸脚をするイメージで身体を横へ倒す。

POINT
目線を下へ下げるとバランスが取りづらくなるので注意!

Serotonin YOGA

DAY TIME

Part 2

デイタイム
セロトニンヨガ

11:00

16:00

気分に合わせてヨガを行なう環境を変える

私はヨガスタジオやスポーツジムはもちろん、野外でのヨガイベントや神社仏閣など、さまざまな場所でヨガを行なった経験があります。この経験から得た環境的要因の違いでのメリットやポイントをここでは紹介します。

自宅で行なうヨガは、いつもと変わらない空間で他人の目を気にすることなく、非常にリラックスした環境で自分と向き合うことができます。

しかし、自宅環境ではテレビをはじめ電子機器などの生活用品がヨガの妨げになる恐れがあります。まわりが散らかっていては集中力を阻害しかねません。簡単な掃除や整理整頓をしてから行ない、換気もすると呼吸も整い、心を落ち着かせることができるでしょう。

スタジオやスポーツジムの魅力は、やはり指導者がいるという点です。本書ではアクロバティックなポーズは少ないですが、安全面の観点からも特に初心者はインストラクターのもとで始めることをおすすめします。

自分の経験や運動量などに合ったクラスを選ぶのはもちろん、インストラクター選びにもやはり相性はあります。自分がどんな指導方法で受けたいか、どんなヨガに興味があるのか、まずはいろいろな体験レッスンに参加してみることをおすすめします。

公園など野外で行なうヨガでは、自然を身体で感じ爽快な気持ちで取り組むことができます。室内のほうが集中しやすいという人も多いですが、自然の中で新鮮な空気に触れ、マットの下から感じる芝や小石などの足裏の感覚、空の景色の移り変わりなど、自然の中へ溶け込むような新しい感覚を得ることができます。自然の中ではポーズに執着しすぎずに、シンプルに気持ち良く深呼吸ができれば最高です。ただ、強い日差しや虫刺されなどにはくれぐれもご注意ください。

リズム運動で運動不足を解消

日中は学校や仕事があってヨガの時間を取れない人も多いと思います。一日中デスクワークで運動不足を感じる、そんな人におすすめしたいのが、リズム運動です。

簡単に言うと、リズム運動とは一定のリズムを重視した運動のことで、ウォーキングやジョギングなどの有酸素運動や、食事のときの咀嚼もリズム運動と言えます。

通勤通学時には多少なりとも歩く時間があると思います。背筋をピンと伸ばし、腕の振りやスピード、リズムを気にしながら歩いてみてください。いつもエレベーターを使っている人は、たまにはリズムに乗って階段を上るようにするのも良いでしょう。

このとき意識してほしいのが、呼吸を感じるということです。呼吸を意識しながらリズム運動をするだけで血液中の酸素濃度が高まり、頭が冴え、顔つきや姿勢がシャキッとしてきます。これらの作用もセロトニン分泌によるものと言えます。適度な覚醒感や顔つきの変化、姿勢が整うようになれば、集中力も高まり勉強も仕事もはかどるようになるでしょう。

本書で紹介しているセロトニンヨガの運動も、同じシークエンスを反復するように数回繰り返すことでリズム運動となります。

ちなみに、これらを一連の流れで行なうものが、皆さんもよくご存じの「太陽礼拝」と呼ばれる動きです。太陽礼拝は世界各国で愛され、合理的に呼吸を深めるシークエンスとして、セロトニン神経の活性化にも素晴らしい効果を発揮することがわかっています。

太陽礼拝は、102~109ページで登場しますので、特にリズムに乗ることを意識して取り組んでみてください。

健康への第一歩はウォーキングから

人間の筋骨格構造の基本運動は、二足で立って歩行をするという運動です。これははるか昔の人間の生活から変わりません。狩りに出て獲物を捕まえることで食事をして生活をしていました。極端な話、命をつなぐためには必ず歩くか走る必要があったというわけです。

獲物を捕獲するという点からも、生き物ではＤＮＡの遺伝情報の優位性として、足腰が強い遺伝子が残る傾向にあると言います。やはり、歩くことはシンプルな動作ではあるものの、人間が一番重視しなければならない動作です。

しかし、現代では、健康な若い世代でも一日の歩行距離が短くなりがちです。セロトニンヨガを行なうことも重要ですが、日々のウォーキングも意識することでさらなる健康生活を送ることができます。

歩く際に使われる足腰の筋肉の中でも、ふくらはぎは第二の心臓と呼ばれています。心臓から拍出された酸素やエネルギーを含んだ動脈血は、筋肉や臓器に栄養を届けた後、静脈血となり皮膚から目視できるような青っぽい血管を流れて心臓に戻ります。この静脈血が心臓から最も離れた下肢に溜まりやすく、足が浮腫むという現象を引き起こすのです。

この下肢の血液を心臓に正常に戻すためには、ふくらはぎの筋ポンプ作用の役割が必要不可欠であり、ウォーキングやジョギングなどの刺激で作用します。ウォーキングやジョギングをすることで血液が体内をめぐり、全身に酸素の供給が増すことで気持ち良く過ごすことができるということです。

また、体内の血液循環が良好なときにセロトニンヨガを行なうと、さらに効果アップが期待できます。ヨガの前に軽くウォーキングをしてから取り組むことをおすすめします。

三日坊主にならない秘訣は、モチベーションを上げないこと

セロトニンヨガや瞑想の時間を習慣化させたいけど、三日坊主になりそうで自信がないと言う人も多いのではないでしょうか。本書をせっかく購入してもらったからには、ぜひ継続して効果を感じていただきたいです。いったいどうしたら、習慣化することができるのでしょうか。

まず、意欲的に物事に取り組むときの行動背景には、

1．目標を設定してはじめの一歩を踏み出す
2．目標の達成まで行動を継続する

の2つのフェーズがあります。

よく「モチベーションを上げる」ために、ランニングウェアやシューズを購

入したり、月謝を払ってジムに入会したり、いわゆる「形から入る」人が多いですが、実はこれでは第1のフェーズから第2のフェーズへ移行しづらいのです。

気持ちとしてはよく理解できますが、これが機能するのは最初の1週間から1ヶ月くらいの初期の段階で、モチベーションの継続にはつながりません。「形から入る」は、あくまで外的要因を整えたにすぎません。一時的にモチベーションが上がり、やる気がみなぎるのは一時の報酬系のドーパミンの作用と言えます。

これは継続的には機能しないため、また新しいウェアやシューズを買うなど、追加報酬を得る必要があります。いつの間にか自宅には使っていないアイテムやダイエット器具が放置されていく、これでは本末転倒です。

ここで重要なことは、習慣化するためにモチベーションを上げる必要はないということです。習慣ということは毎日行なうということであり、日常生活の一部になるということです。顔を洗う、歯を磨くことにモチベーションは必要ありません。

そこで、実践してほしいのは、「数字で考える」というものです。顔は朝起きたときに1回、夜にお風呂で1回の計2回洗います。歯磨きは食事の後2、3回行ないます。もっと言うと、食事は朝昼晩と一日3回摂ります。こうして短い時間を一日何回つくるかを決めるだけで、習慣化のハードルは一気に下がります。

注意してほしい点は、はじめのうちは短い時間で設定する、ということです。最初から、毎日1時間のランニングや30分の瞑想やヨガを行なうのは、正直なところ難しいものです。毎日10分走る、毎日夜1回3つのシークエンスを実践する、といったように、第1のフェーズのハードルを下げるようにしましょう。この小さな継続が第2のフェーズにつながっていきます。

しかし、目標の程度や外的な要因も含めて達成できないことも多くあるでしょう。たとえば資格の試験や恋人をつくるなどの目標は、現在のレベルや相手あってのことです。その際に意識してほしいことは、日々積み重ねてきた努力によって得られた小さな成功体験を思い出すということです。この小さな成功体験が原動力となり、必ず継続の力へと変わります。そして、「自分はできる限り努力した」と納得することこそが、自信へと変わっていきます。

また、集中して物事に取り組む行動を繰り返せば繰り返すほど、習慣は強化されることがわかっています。脳内の報酬系システムが「正の強化」という作用を発生し、その行動パターンを恒常化させていくのです。これは、自分にとって快感を覚える時間を見つけ実践していくことによって、持続型学習が恒常化することを示唆しています。

やる気スイッチのオンオフを繰り返すことで、すぐに集中状態に入る脳をつくっていきましょう。

5分間の休憩で集中力を鍛える

前のページで、集中できなくてもとりあえずやってみることの重要性をお伝えしました。とは言っても集中力をアップさせることができるのであれば、それに越したことはありません。

私は、ヨガをはじめ、日常的な仕事や勉強での集中力アップにもよく効く「ポモドーロ・テクニック」という訓練をおすすめしています。簡単に言うと、25分間の集中と5分間の休憩を繰り返すというものです。

「ポモドーロ」というのは作家のフランチェスコ・シリロが愛用していたトマト型のキッチンタイマーにちなんで名付けられたそうです。集中したいことを短時間に分割し、適度な休憩を取りながら処理していきます。

注意してほしいのは、25分間で行なうタスクは一つのみということです。短時間であっても、マルチタスクでは脳の処理が追いつきません。必ずシングルタスクに留めてください。

一息ついたときや作業を中断したとき、音楽を聴きながら車の運転をしているときに、フッと何か良いアイデアが頭に降りてくることはありませんか？

これはヨガや瞑想にも共通した現象で、一つのことに集中するとき、思いがけない能力が発揮されます。さらに、短時間の集中の繰り返しによって行動リズムが生まれ、気持ち良く物事を進めることができるようになります。

本書のシークエンスを実践する際も、2、3個続けて行なった後に5分の休憩を入れてまた同じ分量で再開する、という流れをつくると良いでしょう。一見無駄にも思える5分間の休憩を挟むことによって、無意識的にも心は落ち着き、42ページで紹介した動的な瞑想の効果が最大限に発揮されます。

自分だけの「幸せ」の見つけ方

私たちが「幸せ」を感じるとき、脳内では何が起こっているのでしょうか。

脳内で幸福感を生み出す物質には以下の3つが挙げられます。「セロトニン」「オキシトシン」「ドーパミン」です。しかし、それぞれの物質によって、幸せの「質」はまったく異なるのです。

セロトニン的幸福は、心と身体に「元気」を与えると言われています。たとえば、朝目覚めたときに「天気が良くて清々しいな。今日も一日頑張れそうだ」とポジティブで前向きな気分に包まれるのならセロトニンが分泌されている証拠です。セロトニンの分泌で感じる「幸せ」の特徴は、緩やかにじんわりとした多幸感が生じるものです。

もしも、「近頃、元気が足りない」と感じているのであれば、セロトニンヨガや瞑想をすることで心を落ち着かせ、自分の内側からみなぎる活力を感じてみてください。

オキシトシン的幸福は、「つながり」による安心を強く感じられると言われています。これは、オキシトシンが分娩時に子宮を収縮させたり、乳汁の分泌を促すなどのはたらきを持つホルモンであるからです。親としての自覚を形成し、我が子を愛しく思う感情もオキシトシンによるものだと言われています。

母と子のつながりに始まり、人とのスキンシップ、コミュニケーション、愛情表現でオキシトシン的幸福感を得られることができるのです。

人に親切をしたり、親切にされたときにもオキシトシンは分泌されます。思いやりの気持ちや日々のコミュニケーションがどれだけ「幸せ」に影響するかがよくわかります。

ドーパミン的幸福は、何か目標を達成したりほしいものを得たときの「やる気」に関与すると言われています。ドーパミンは、報酬系の幸福物質と紹介されることがありますが、目標を達成したときに分泌され、さらなるモチベーションを高めてくれる物質です。

たとえば、テストで良い点を取ったり、仕事で成功したり、スポーツで良い結果を出したり、大金を手に入れたり、新しい恋人ができたときなど、「最高の結果だ！」という高揚感がこれに影響します。

ドーパミンの最大の特徴は、セロトニンやオキシトシンと比べて非常に強い高揚感が脳に作用することです。大量に分泌されると何度もこの気分を味わいたくなり、中毒的な作用をもたらします。ギャンブルや薬物などの依存症もドーパミンが大量に分泌されることで閾値（いきち）が高くなり、やがてさらに強い刺激を求めて歯止めが利かなくなります。

多くの人が、自分が求めている「幸せ」とは何かを考えたときに、ドーパミン的幸福感を想像する傾向にあります。「出世したい」「お金持ちになりたい」「成功したい」「勝負に勝ちたい」などの欲望は、すべてドーパミン的幸福感にかかわります。

もちろん、ドーパミンは生きていく上で重要な原動力になりますが、私は、これだけでは本当の「幸せ」は得られないと考えています。

年収が1000万円を超えたものの、そのために働きすぎて心を病んでしまったり、家庭を顧みず夫婦関係が悪くなってしまったりという話はよくあることではないでしょうか。

もしも、あなたが完璧な幸せを追い求めるとしたら「セロトニン→オキシトシン→ドーパミン」という順番で実現させていくことをおすすめします。セロトニン的幸福は、言い換えると心と身体の健康を実感する幸福です。幸せな日々を送るには、心と身体が健康であることが大前提にあります。

健康な身体と余裕のあるマインドでいることで、他人に親切をしたり、喜びを共有したりすることができます。人間本来の幸せはこれで十分なのです。これを踏まえた上で、何か夢や目標に向かって努力していくことができると良いですね。

しなやかな身体の軸をつくるポーズ

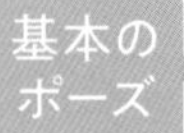

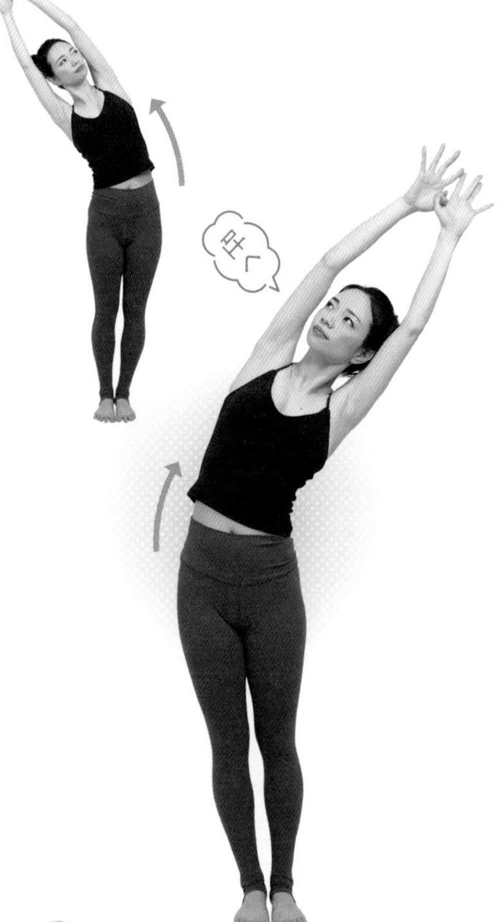

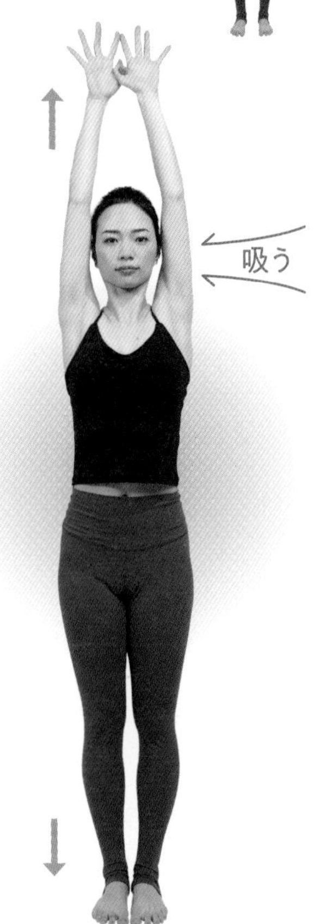

2 身体を左右に倒して体側を伸ばす

手のひらに力を入れて上半身を左右交互に側屈させる。体側の伸びを感じられるところまでしっかり倒して固定し、左右3回ずつ深呼吸をする。

1 手のひらを正面に向け両手を頭上に上げる

背筋を伸ばし両足を揃えて直立。頭の上に手を上げて手のひらを正面に向け、親指と親指を重ねる。

動画で CHECK

TIME 7min

効果 ●背骨の左右差、姿勢を整える

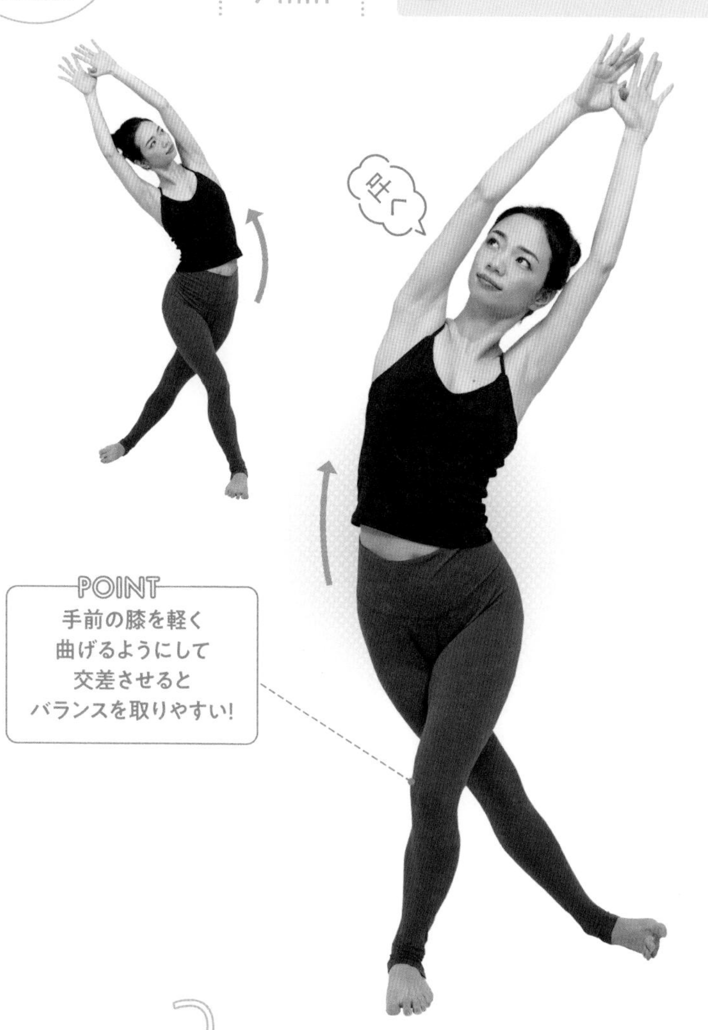
吐く
POINT
手前の膝を軽く
曲げるようにして
交差させると
バランスを取りやすい!

3 両足を交差させて体側を伸ばす

①のポーズから片足を後ろへ大きくずらして足を交差させ、②と同様に左右に側屈させる。しっかり固定し、左右３回ずつ深呼吸をする。

呼吸を深める ツイストのポーズ

POINT
屈むときに腹筋に力を入れることを意識して!

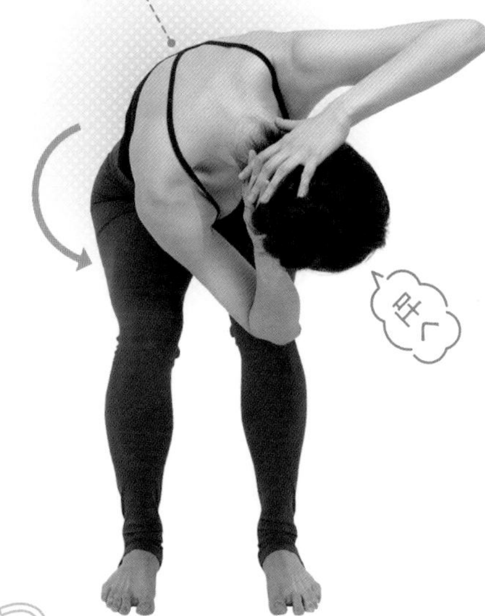

2 片肘が反対側の膝につくように屈む

両手を組んだまま片肘が反対側の膝に触れるようにした状態で、3回深呼吸をする。

1 頭の後ろで両手を組んで仁王立ちのポーズ

両足を肩幅に開き、頭の後ろで両手を組んで首を固定する。

動画で
CHECK

TIME
5min

効果
●背中の緊張を緩める
●深い呼吸への変化

POINT
あごを引いて
頭を支えると
首が安定する!

吸う

POINT
しっかり
肩甲骨を寄せることを
意識すると効果的!

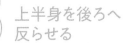

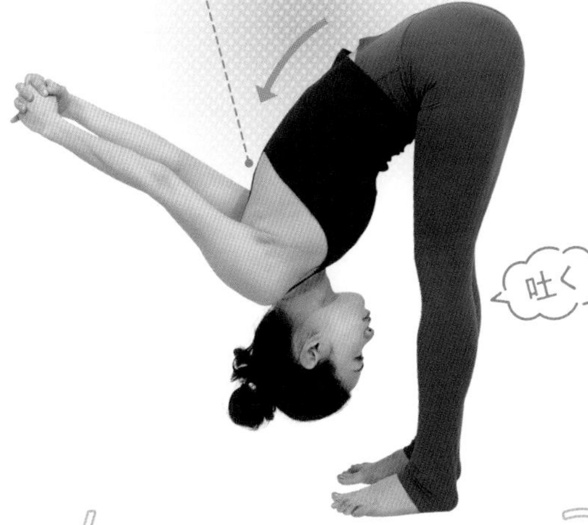

3 上半身を後ろへ反らせる

身体を起こして、胸を天井に突き上げるイメージで軽く上半身を反らせ、３回深呼吸をする。②、③の動きを左右交互に行なう。

4 背中で両手を組んだ状態で前屈

両手を組む位置を頭の後ろから背中へ移し、膝を曲げないようにして前屈する。

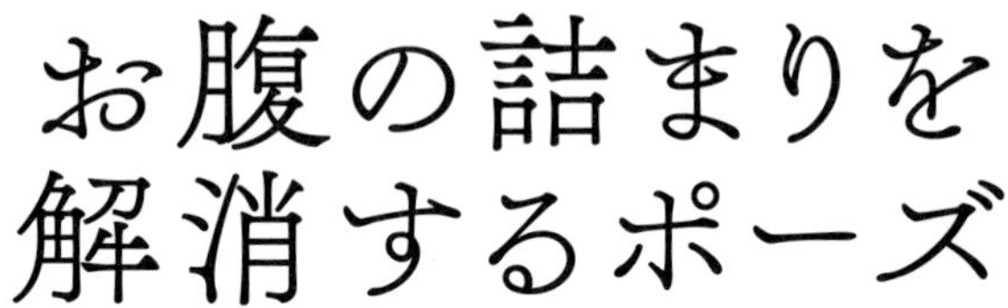

お腹の詰まりを解消するポーズ

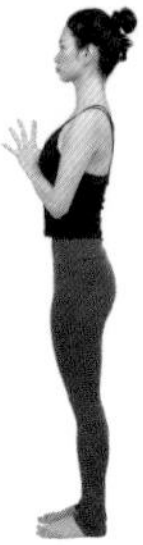

基本のポーズ

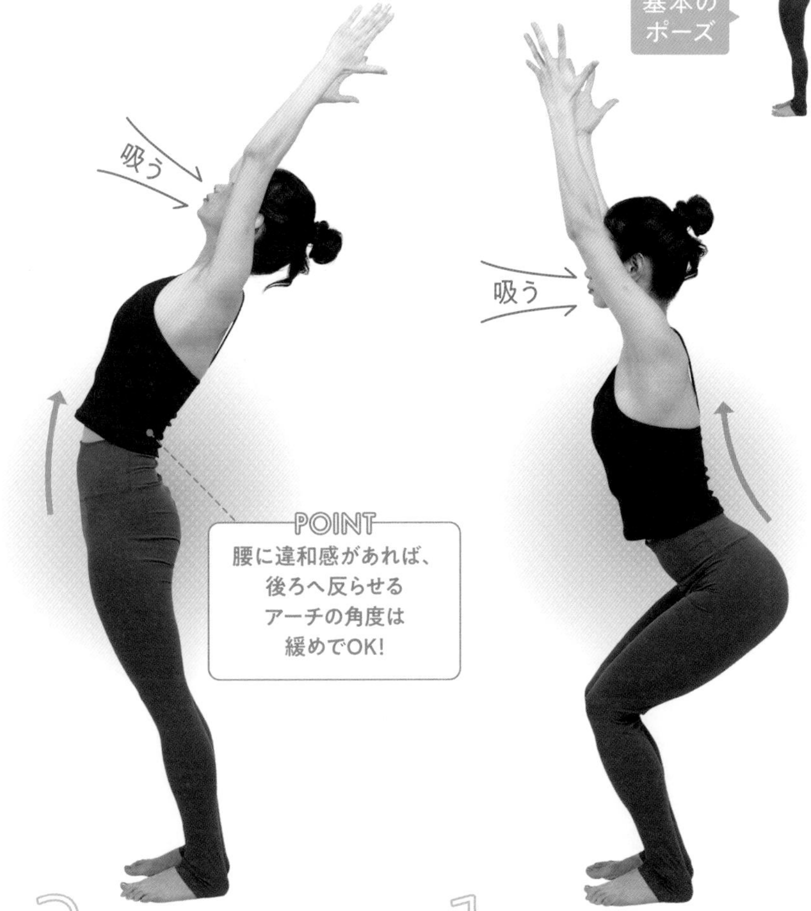

吸う

吸う

POINT
腰に違和感があれば、後ろへ反らせるアーチの角度は緩めでOK!

2 両腕を上げたまま腰を後ろに反らせる

両膝を伸ばして腰に痛みを感じない程度にあごを引いて上半身を後ろに反らす。

1 両膝を曲げて腰を引き、両腕を高く上げる

顔を正面に向けたまま両膝を曲げて腰を後ろへ引く。胸を軽く前へ突き出すイメージで両腕を天井に向かって高く上げた状態で3回深呼吸をする。

動画で
CHECK

TIME
7min

効果
- 背骨の柔軟性を高める
- 深い呼吸への変化

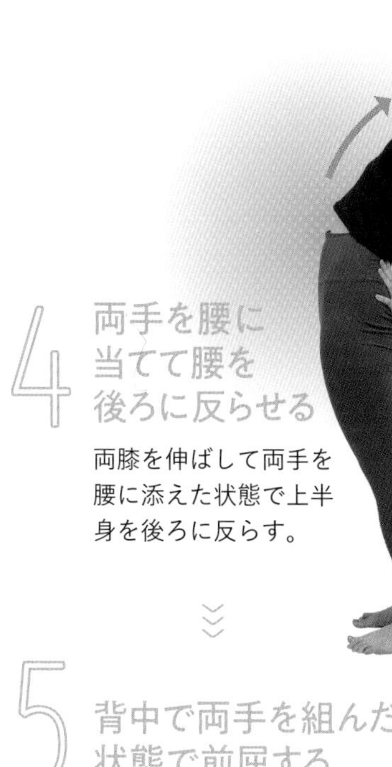

3 両膝を曲げて腰を引き、両腕を上げる

①のポーズに戻り、同様に3回深呼吸をする。

4 両手を腰に当てて腰を後ろに反らせる

両膝を伸ばして両手を腰に添えた状態で上半身を後ろに反らす。

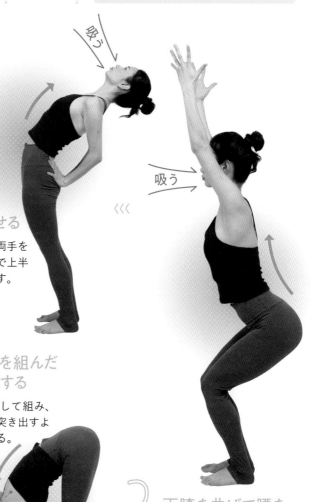

5 背中で両手を組んだ状態で前屈する

両手を背中に回して組み、そのまま前方に突き出すようにして前屈する。

POINT
しっかり肩甲骨を寄せることを意識すると効果的!

血の巡りが良くなるポーズ

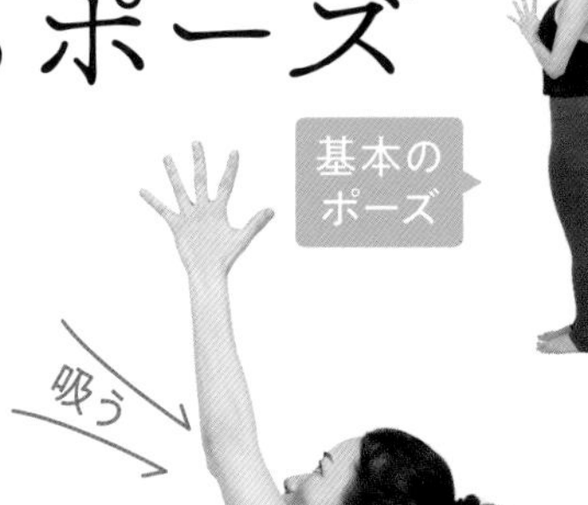

POINT
始めは
無理のない程度の
前屈でOK!

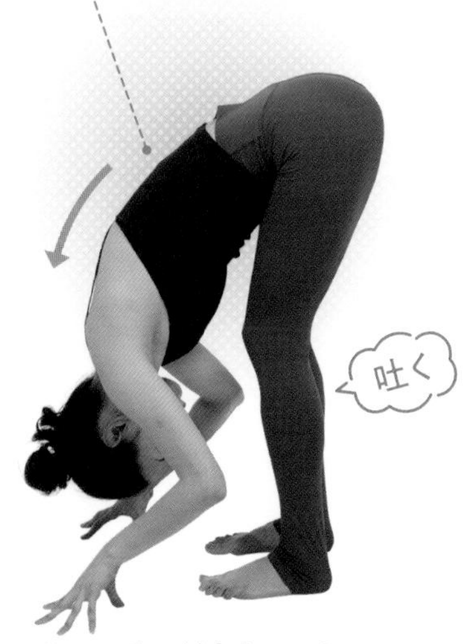

1 背筋を伸ばして両腕を高く上げる

胸を軽く前へ突き出すイメージで、両腕を天井に向かって高く上げた状態で3回深呼吸をする。

2 床に手が触れるまで前屈する

膝を曲げないように意識しながら両肘を曲げ、床に手が触れるところまで前屈する。

動画でCHECK

TIME 5min

効果
- 背骨の柔軟性を高める
- 血液循環の改善と脳の活性化

3 片腕を天井に向かって高く上げる

胸を大きく開くようにして片腕を天井に向かって高く上げる。②、③の動きを左右交互に行なう。

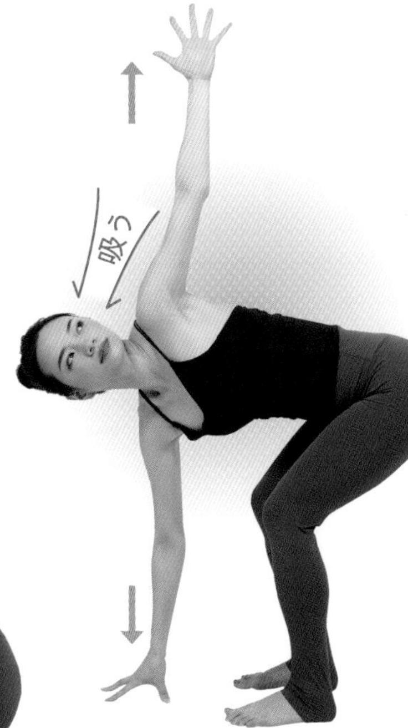

4 頭上で両肘を掴んで前屈する

両肘を頭の上で交差するように掴んで前屈する。

POINT
背中、首、頭に力が入らないように脱力!

吐く

POINT
完全に頭が上がったら肩の力を抜いて深呼吸をすると効果的!

5 脱力した状態のまま段階的に上体を起こす

両肘を解いて軽く膝に手を添え、上体を丸めたまま段階的に起こしていく。

胃腸の働きを活性化させるポーズ

1 両膝を曲げて腰を引き、両腕を高く上げる

顔を正面に向けたまま両膝を曲げて腰を後ろへ引く。胸を軽く前へ突き出すイメージで両腕を天井に向かって高く上げた状態で3回深呼吸をする。

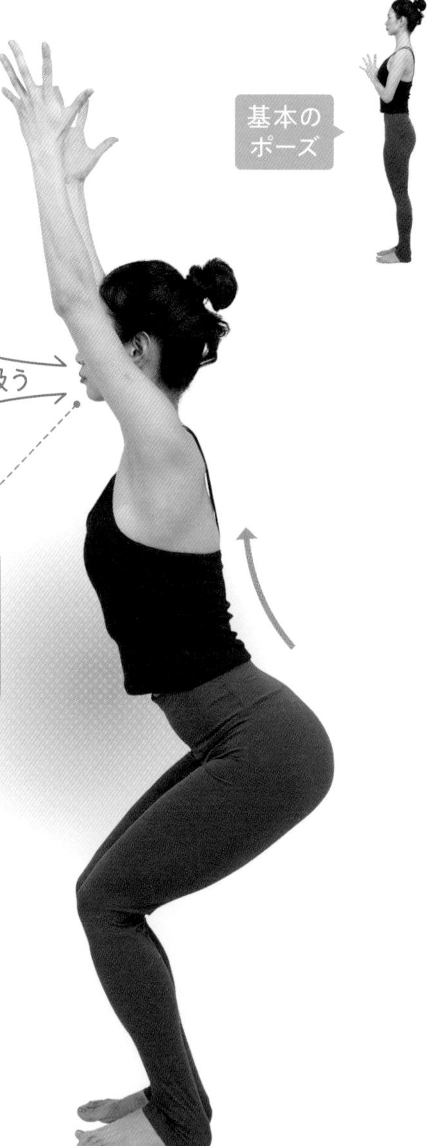

POINT
あごを上げると首に負担がかかるため、顔は正面を向けることを意識！

動画で
CHECK

TIME
5min

効果
- 背骨のこわばりをなくし、開放感を感じられる
- 胃腸の不調を改善する

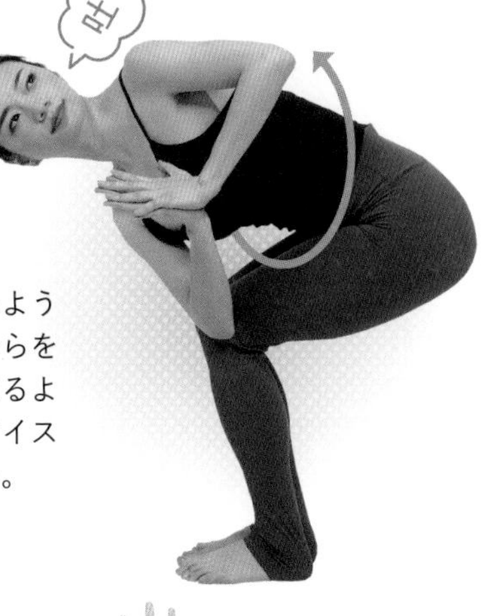

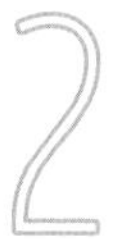

腰を深く落として合掌のポーズ

片肘が反対側の膝に触れるように上半身を落として手のひらを合わせる。目線は遠くを見るようにしてお腹をしっかりツイストさせて３回深呼吸をする。

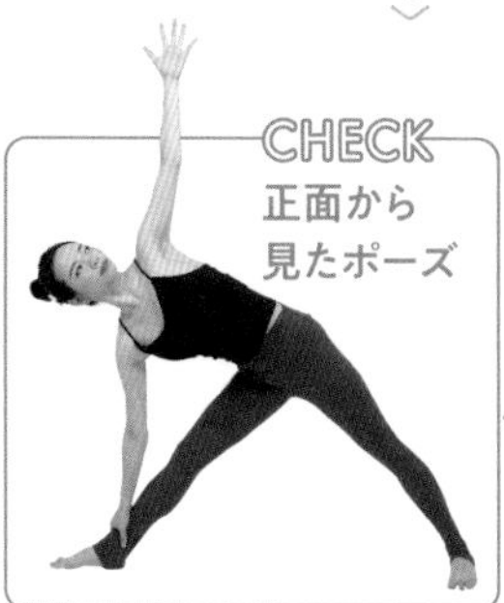

CHECK
正面から見たポーズ

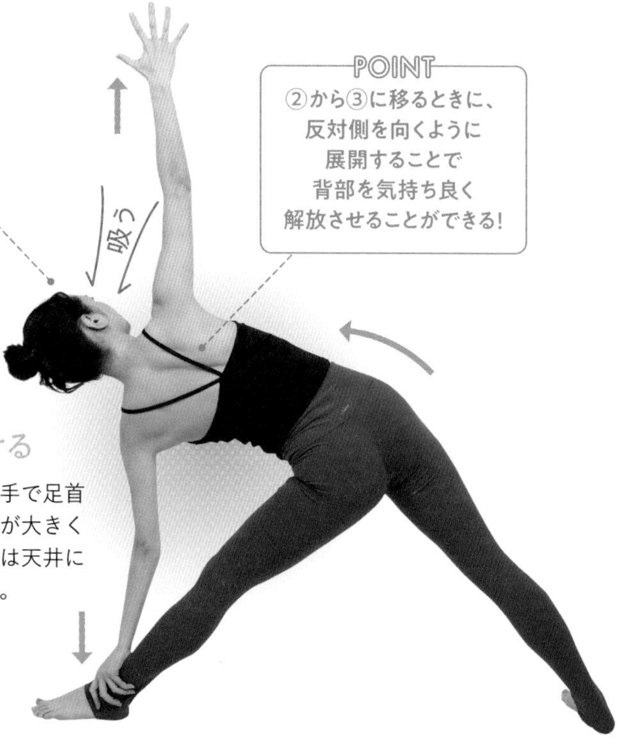

吸う

POINT
②から③に移るときに、反対側を向くように展開することで背部を気持ち良く解放させることができる!

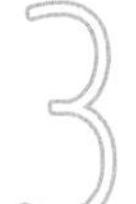

手足を広げて腰をツイストさせる

両足を大きく開いて片手で足首を掴んで固定する。胸が大きく開くように反対側の手は天井に向かって大きく伸ばす。

胸を大きく開かせる半月のポーズ

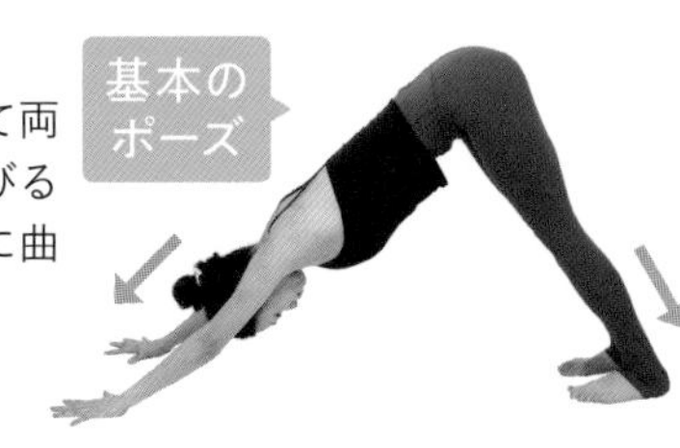

両手を床について両膝がしっかり伸びるように腰を直角に曲げて固定する。

1 上半身と一直線になるように片足を高く上げる

基本のポーズ（ダウンドッグ）から上半身と一直線になるように片足を天井に向かって高く上げる。

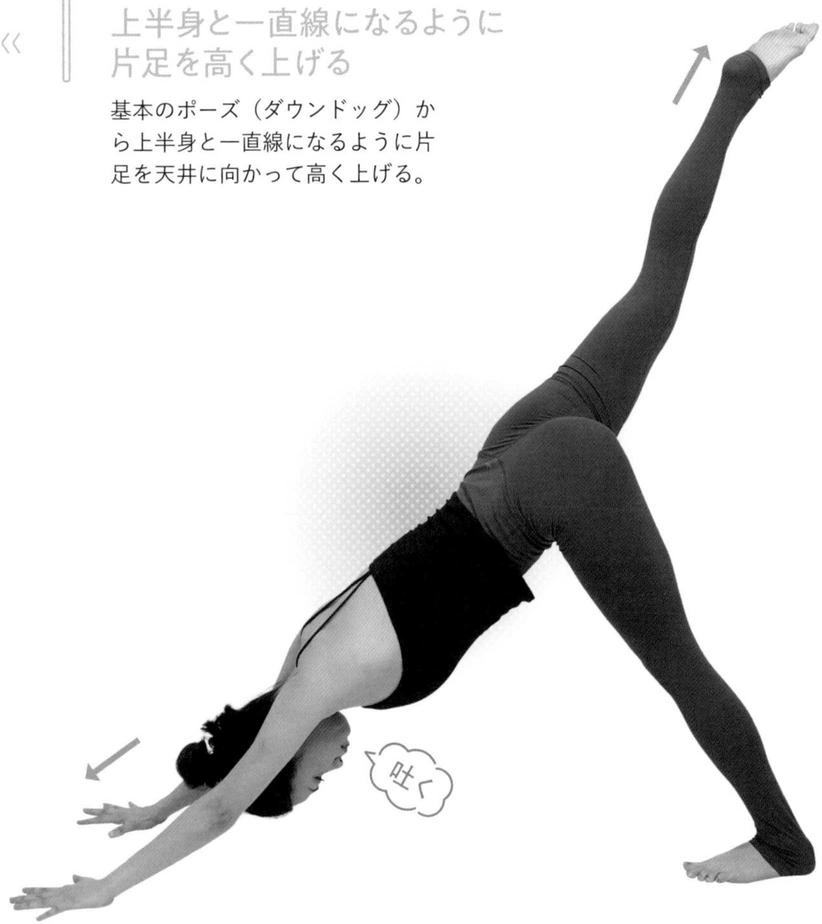

吐く

TIME
7min

効果
- 背骨の可動性を高める
- 深い呼吸への変化

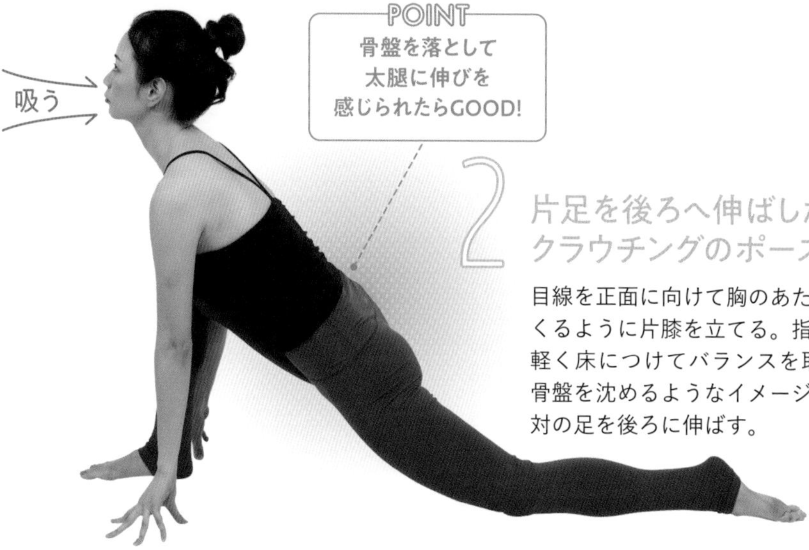

吸う

POINT
骨盤を落として
太腿に伸びを
感じられたらGOOD!

2 片足を後ろへ伸ばしたクラウチングのポーズ

目線を正面に向けて胸のあたりにくるように片膝を立てる。指先を軽く床につけてバランスを取り、骨盤を沈めるようなイメージで反対の足を後ろに伸ばす。

3 足を前後に開いた状態で前屈みになる

後ろに伸ばしていた足の膝を立て、立てていた膝は前方へ伸ばして、すねにおでこをくっつけるようなイメージで前屈する。

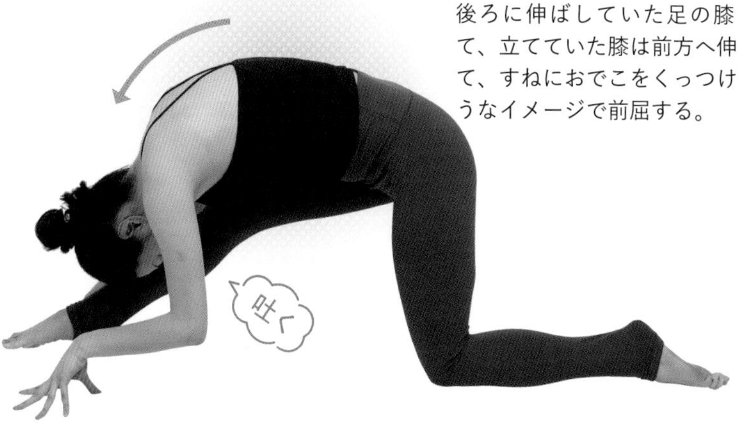

吐く

胸を大きく開かせる半月のポーズ

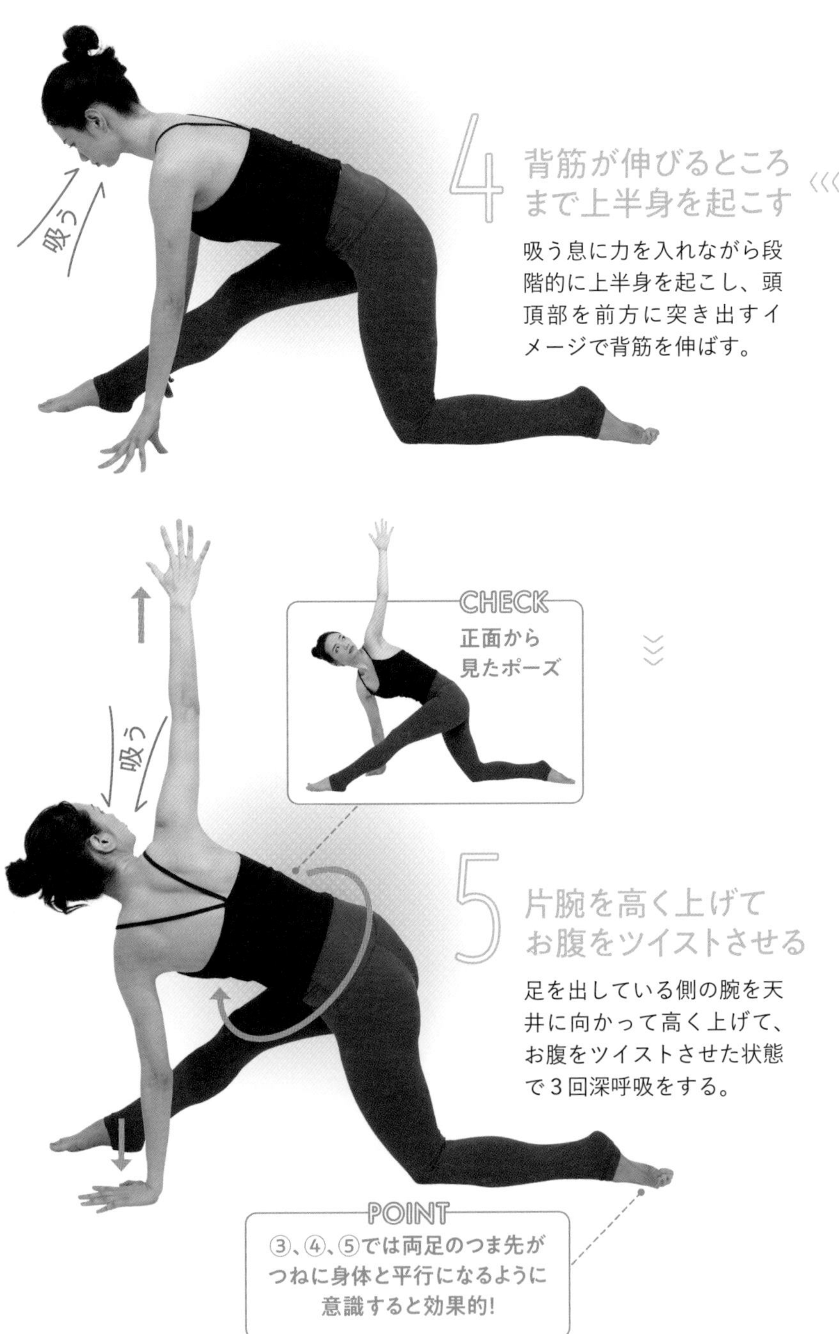

4 背筋が伸びるところまで上半身を起こす

吸う息に力を入れながら段階的に上半身を起こし、頭頂部を前方に突き出すイメージで背筋を伸ばす。

5 片腕を高く上げてお腹をツイストさせる

足を出している側の腕を天井に向かって高く上げて、お腹をツイストさせた状態で3回深呼吸をする。

POINT
③、④、⑤では両足のつま先がつねに身体と平行になるように意識すると効果的!

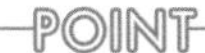

バランスが安定したら、
肩の可動域を広げるイメージで
伸ばした腕を回すと
より効果的!

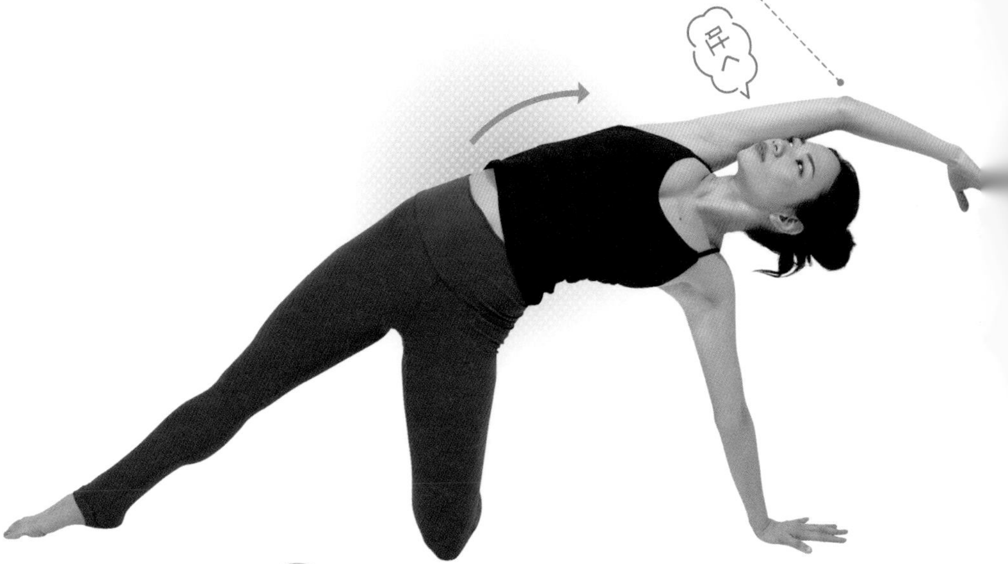

吐く

6 片腕を大きく傾けて体側を伸ばす

骨盤を天井へ向けるイメージでバランスを取りながら腕を大きく横へ傾け、体側の伸びを感じる。

体幹を強くする英雄のポーズ

基本のポーズ

両手を床について両膝がしっかり伸びるように腰を直角に曲げて固定する。

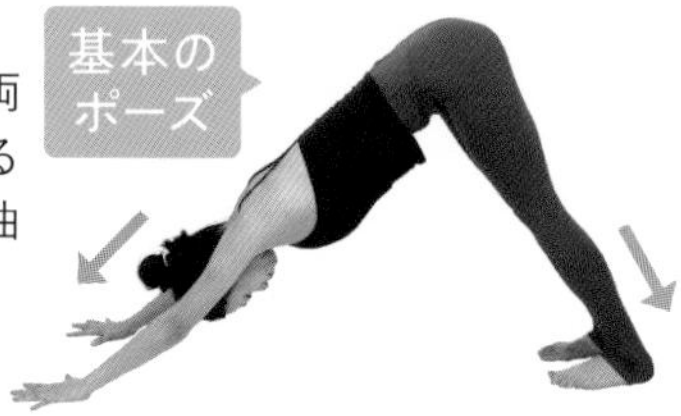

吸う

POINT

バランスを取るのが難しい場合は後ろに伸ばしたほうの膝を床につけて、その上に腕を乗せて支えてもOK!

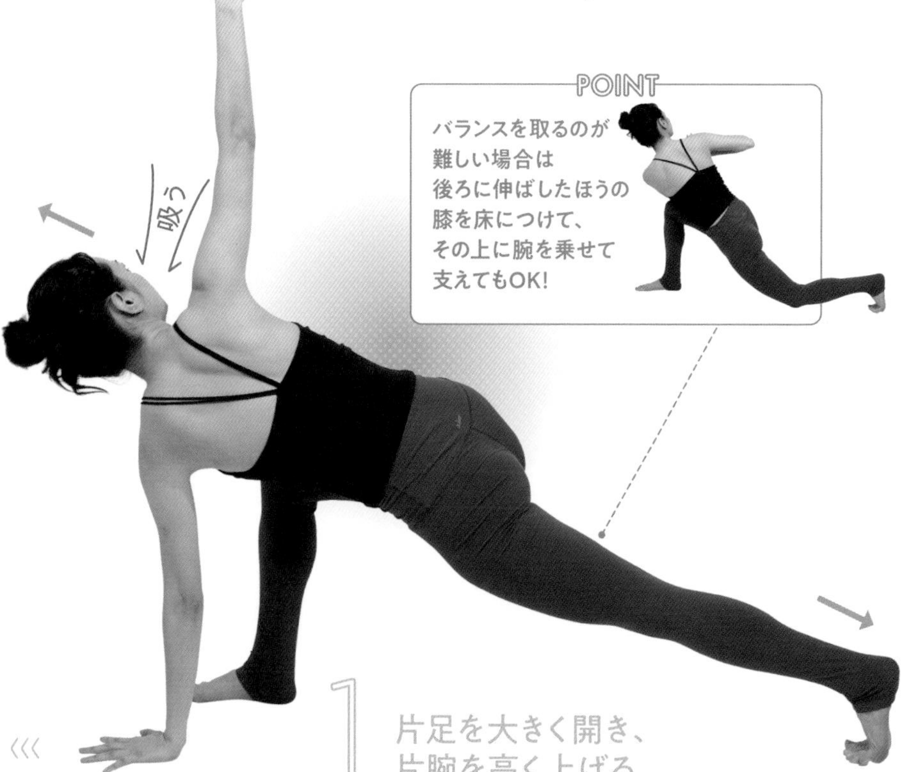

1 片足を大きく開き、片腕を高く上げる

片膝を胸のあたりにくるように立て、反対側の足は後ろへ伸ばしてつま先で支える。膝を立てている側の腕を天井に向けて伸ばす。

動画で
CHECK

TIME
5min

効果
- 下半身を強化する
- 股関節まわりの
血液循環を促進させる

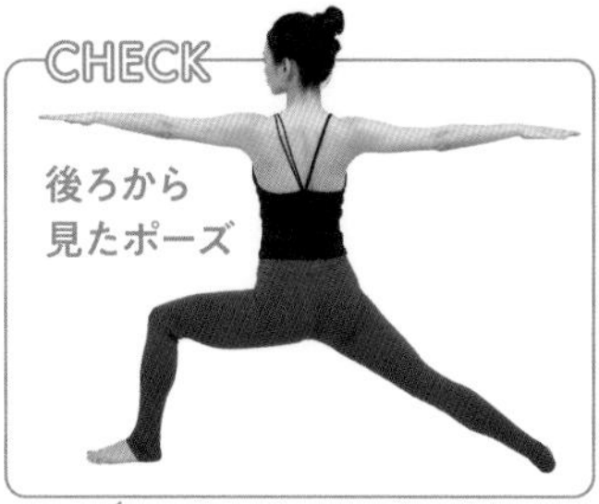

CHECK
後ろから
見たポーズ

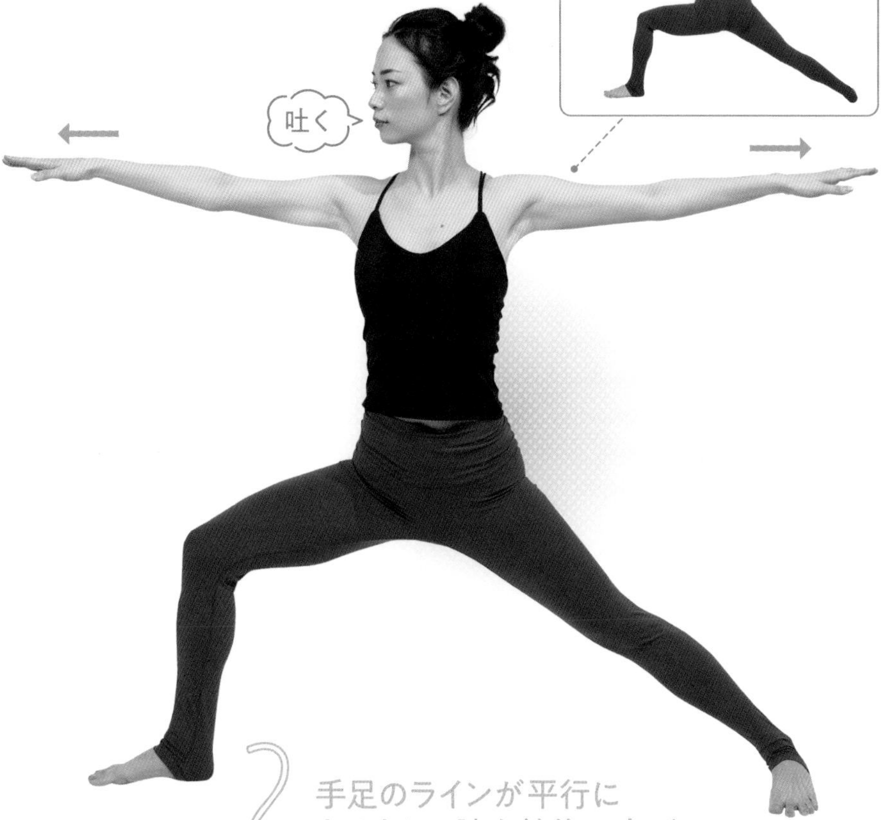

吐く

2 手足のラインが平行になるように腕を前後に広げる

目線を正面に向けて両足のポジションを維持しながら上半身を起こす。両足と平行になるように両腕を開いて骨盤が垂直になるように固定し、3回深呼吸をする。

肩の力が抜けて リラックスできるポーズ

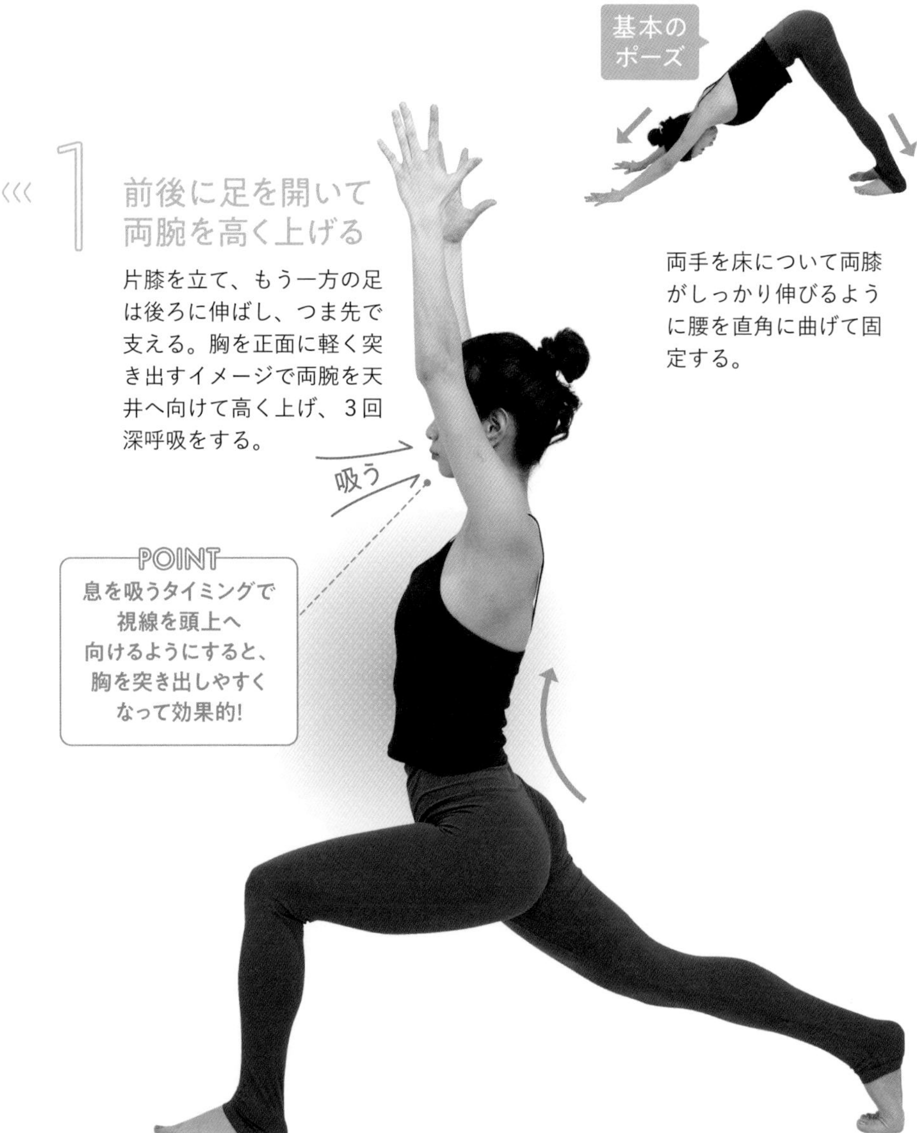

両手を床について両膝がしっかり伸びるように腰を直角に曲げて固定する。

1 前後に足を開いて両腕を高く上げる

片膝を立て、もう一方の足は後ろに伸ばし、つま先で支える。胸を正面に軽く突き出すイメージで両腕を天井へ向けて高く上げ、3回深呼吸をする。

POINT
息を吸うタイミングで視線を頭上へ向けるようにすると、胸を突き出しやすくなって効果的!

TIME
5min

効果
- 肩の可動性を高める
- 肩まわりの不調を改善する

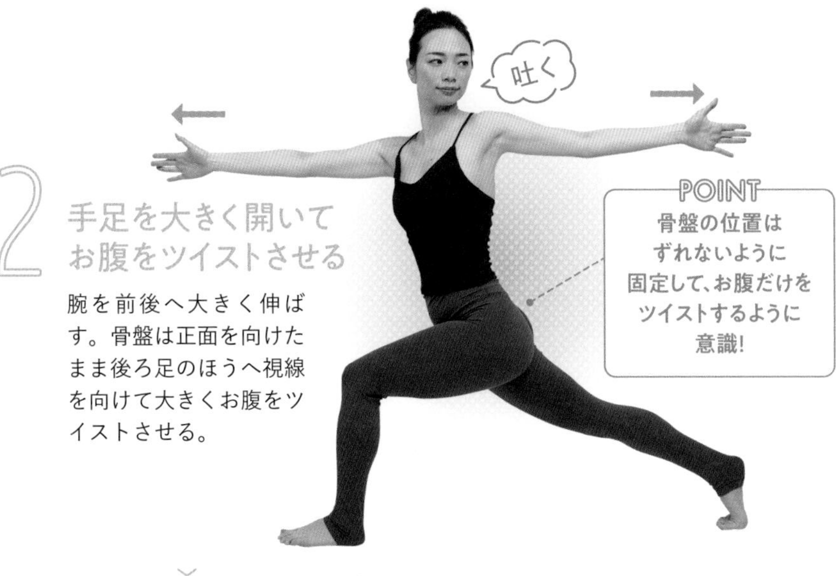

2 手足を大きく開いてお腹をツイストさせる

腕を前後へ大きく伸ばす。骨盤は正面を向けたまま後ろ足のほうへ視線を向けて大きくお腹をツイストさせる。

POINT
骨盤の位置はずれないように固定して、お腹だけをツイストするように意識!

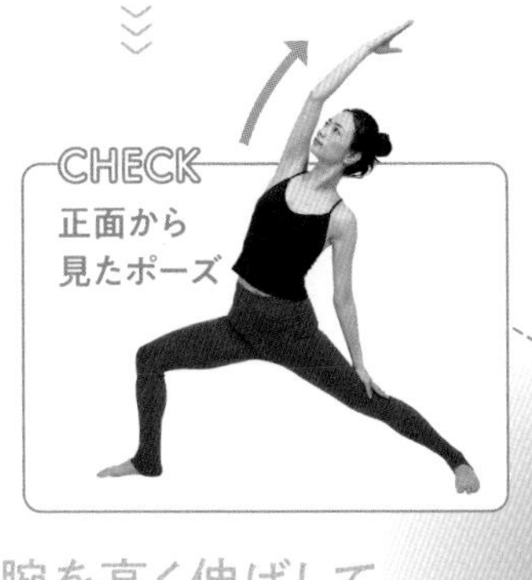

CHECK
正面から見たポーズ

吸う

3 片腕を高く伸ばして背中を反らせる

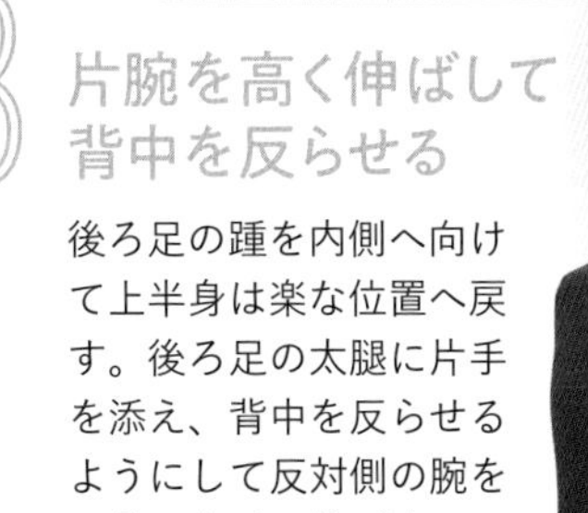

後ろ足の踵を内側へ向けて上半身は楽な位置へ戻す。後ろ足の太腿に片手を添え、背中を反らせるようにして反対側の腕を天井に向けて伸ばす。

効果UP! ここまでの動きをつなげて一連の流れで行なうフロー

リズムを意識する太陽礼拝①

基本のポーズ

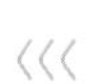

1 両腕を上げて腰を後ろに反らせる

両膝を伸ばして腰に痛みを感じない程度に上半身を後ろへ反らす。

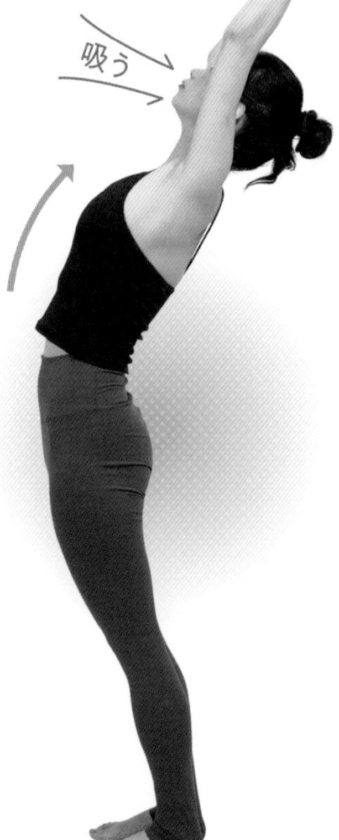

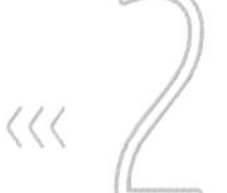

2 両手を背中で組んだ状態で前屈する

両手を後ろで組み、そのまま前方に突き出すようにして前屈する。

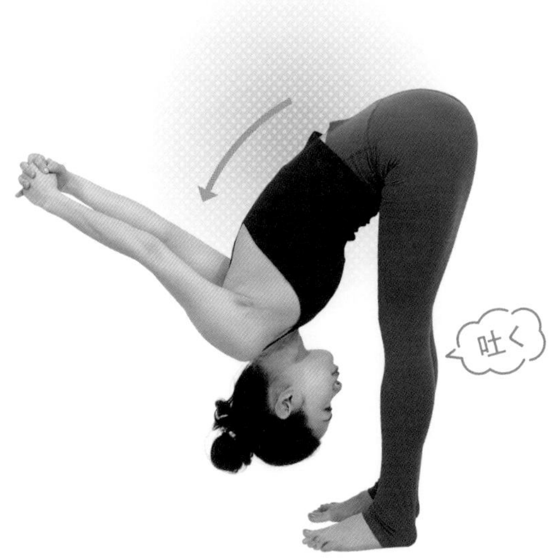

TIME
10min

効果
- 背骨の柔軟性を高める
- 深い呼吸への変化

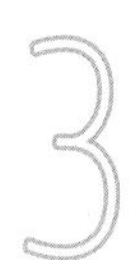

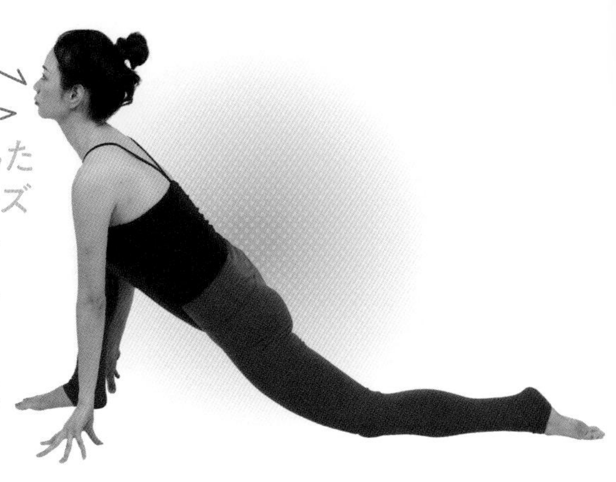

3 片足を後ろへ伸ばしたクラウチングのポーズ

目線を正面に向け、片膝が胸のあたりにくるように立てる。指先を軽く床につけてバランスを取り、骨盤を沈めるようなイメージで反対の足を後ろに伸ばす。

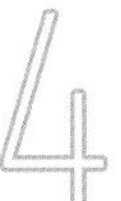

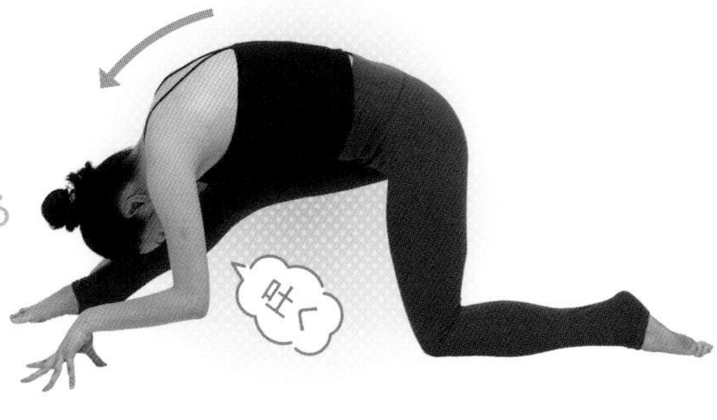

4 足を前後に開いた状態で前屈みになる

立てていた膝を前方へ伸ばし、すねにおでこを近づけるようなイメージで前屈する。

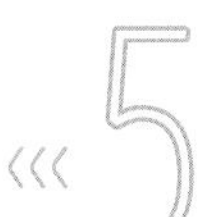

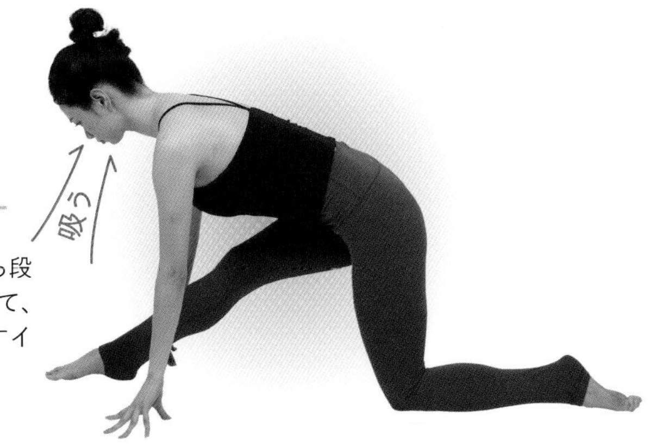

5 背筋が伸びるところまで上体を軽く起こす

吸う息に力を入れながら段階的に上半身を起こして、頭頂部を前方に突き出すイメージで背筋を伸ばす。

リズムを意識する太陽礼拝①

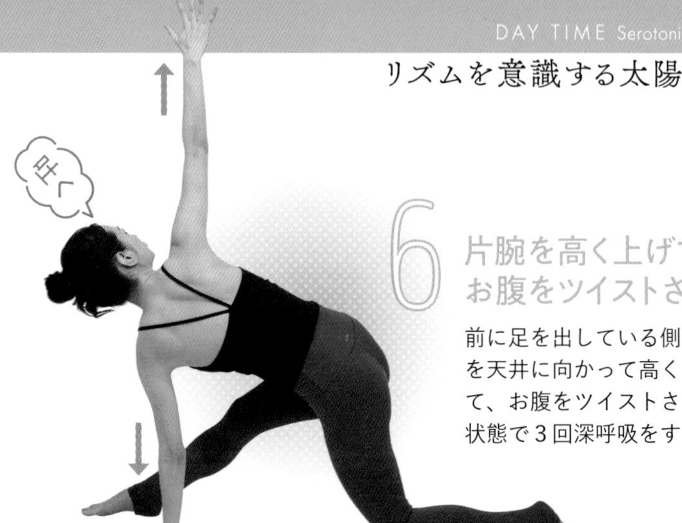

6 片腕を高く上げて お腹をツイストさせる

前に足を出している側の腕を天井に向かって高く上げて、お腹をツイストさせた状態で3回深呼吸をする。

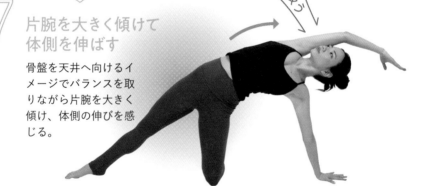

7 片腕を大きく傾けて 体側を伸ばす

骨盤を天井へ向けるイメージでバランスを取りながら片腕を大きく傾け、体側の伸びを感じる。

吸う

8 片足を後ろへ伸ばした クラウチングのポーズ

目線を正面に向けて片膝が胸のあたりにくるように立てる。骨盤を沈めるようなイメージで反対側の足を後ろに伸ばす。

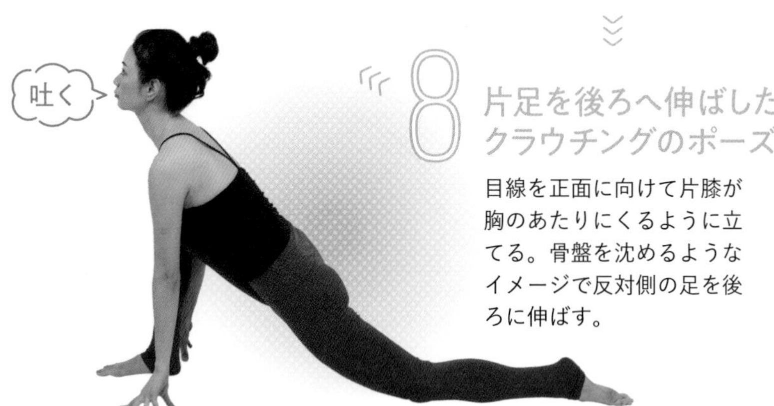

9 両腕を上げて腰を反らせる

両足のポーズはそのままで両腕を天井に向けて伸ばし、胸を前に突き出すようにして腰を後ろへ反らせる。

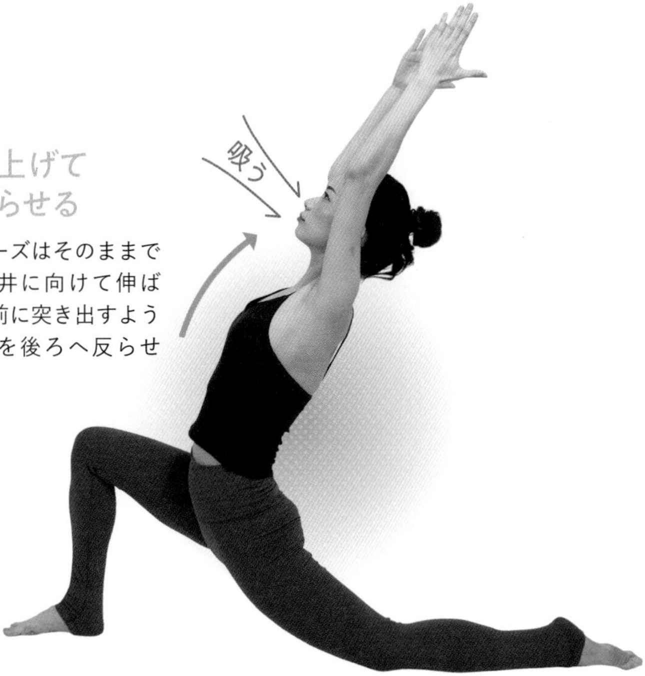

10 腰を曲げて床に手をつくダウンドッグのポーズ

両手を床について両膝がしっかり伸びるように腰を直角に曲げて固定する。

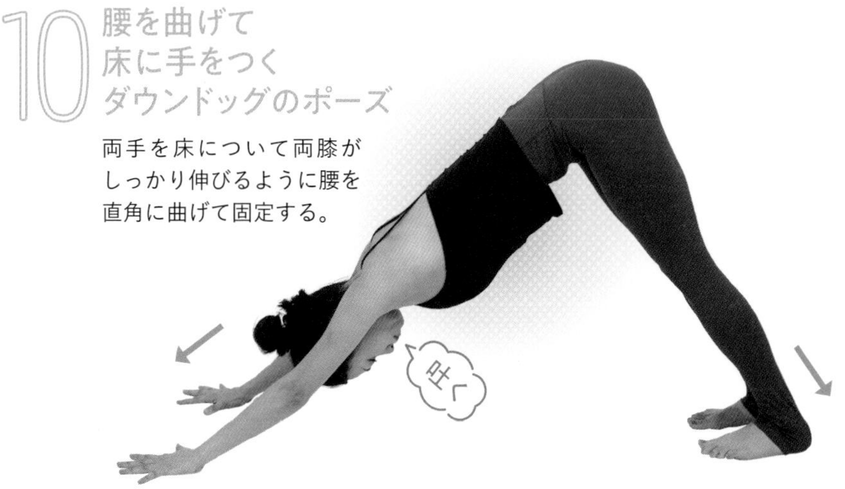

効果UP! ここまでの動きをつなげて一連の流れで行なうフロー

リズムを意識する太陽礼拝②

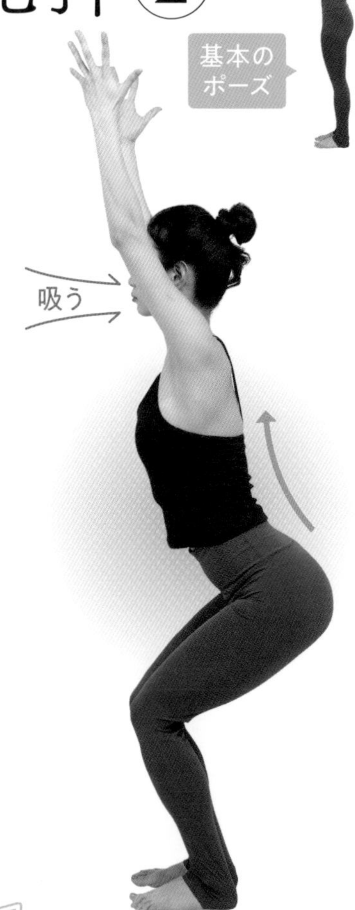

吐く

1 膝を曲げて腰を引き、両腕を高く上げる

顔を正面に向けたまま両膝を曲げて腰を後ろへ引く。胸を軽く前へ突き出すイメージで両腕を天井に向かって高く上げた状態で3回深呼吸をする。

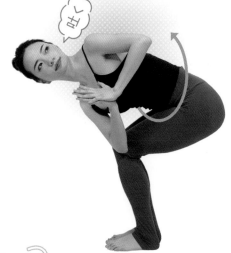

2 腰を深く落として合掌のポーズ

片肘を反対側の膝に乗せて上半身を落とし、手のひらを合わせる。目線は遠くを見るようにしてお腹をしっかりツイストさせ、3回深呼吸をする。

動画で
CHECK

TIME
10min

効果
- 心拍数を上げ、代謝力が向上する
- 体幹を安定させる

吸う

3 手足を大きく広げて腰をひねる

ポーズを解き、両足を大きく開いて片手で足首を掴んで固定する。胸が大きく開くようにもう一方の手は天井に向かって大きく伸ばす。

吐く

4 片足を大きく開き、片腕を高く上げる

片膝を胸のあたりにくるように立て、反対側の足は後ろへ伸ばしてつま先で支える。膝を立てている側の腕を天井に向けて伸ばす。

リズムを意識する太陽礼拝②

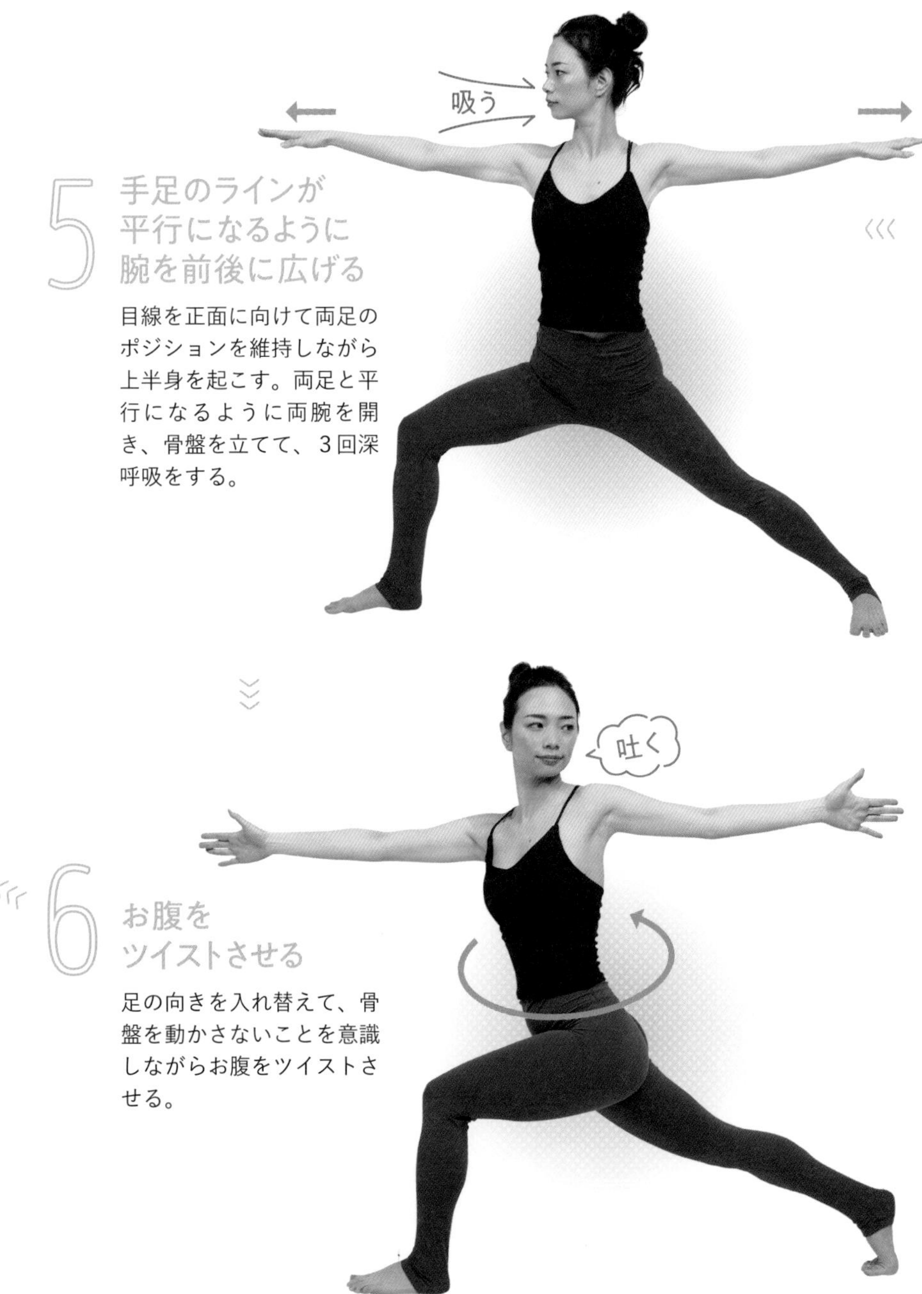

5 手足のラインが平行になるように腕を前後に広げる

目線を正面に向けて両足のポジションを維持しながら上半身を起こす。両足と平行になるように両腕を開き、骨盤を立てて、3回深呼吸をする。

6 お腹をツイストさせる

足の向きを入れ替えて、骨盤を動かさないことを意識しながらお腹をツイストさせる。

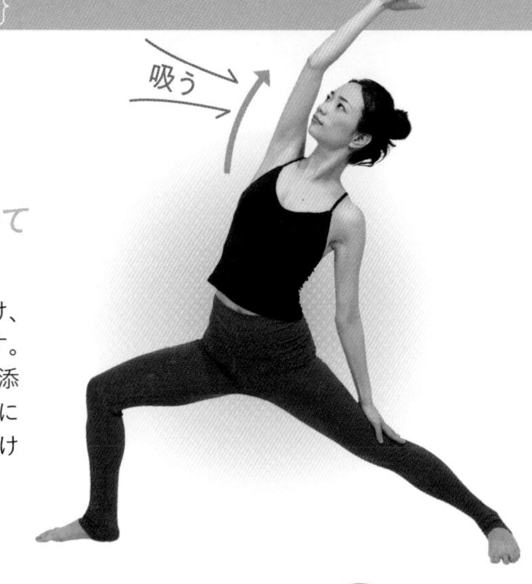

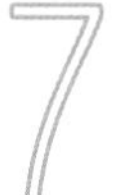

7 片腕を高く伸ばして背中を反らせる

後ろ足の踵を内側へ向け、上半身は楽な位置へ戻す。後ろ足の太腿に片手を添え、背中を反らせるようにして反対の腕を天井に向けて伸ばす。

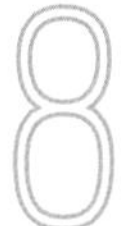

8 腰を曲げて床に手をつくダウンドッグのポーズ

両手を床について両膝がしっかり伸びるように腰を直角に曲げて固定する

吐く

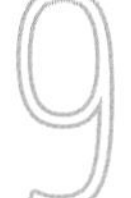

9 両膝を曲げて腰を引き、両腕を高く上げる

立ち上がり、顔を正面に向けたまま両膝を曲げて腰を後ろへ引く。胸を軽く前へ突き出すイメージで両腕を天井に向かって高く上げた状態で3回深呼吸をする。

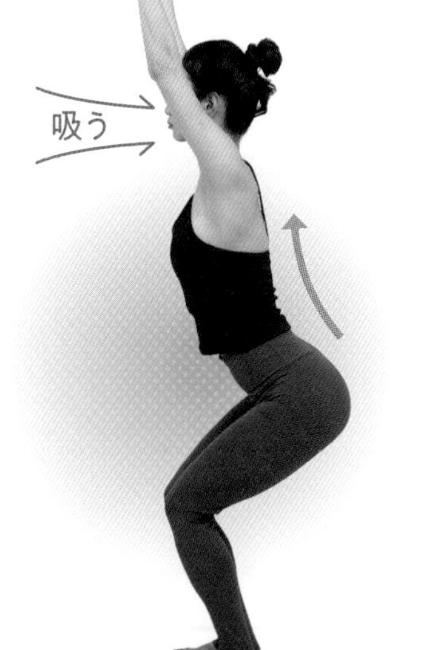

Serotonin YOGA

NIGHT TIME

Part 3

ナイトタイム
セロトニンヨガ

16:00

22:00

「寝入り」を良くして睡眠の質を上げる

「睡眠の質」の指標には、「寝入り」と呼ばれる目を閉じてから眠りに落ちるときの深さを表すものがあります。

睡眠時間は短いほうが良いという説も、7~8時間は取ったほうが良いという説もありますが、共通して言えることは寝入りが悪い人、入眠するまでに時間がかかる人はたいてい睡眠の質は良くないということです。

ご存じのとおり、自律神経の副交感神経が優位になることで睡眠の質が良くなると言われています。それでは、睡眠前に副交感神経が優位になるのを阻害する一番の原因は何だと思いますか?

それはスマホです。眼球の黒目には光彩と呼ばれる光の量を感知する受容器があります。夜間にスマホのブルーライトの強い光が目に多く入ると、脳は昼間であると錯覚を起こし、血圧や心拍数を上げてしまいます。この作用は交感神経が優位になることで起こり、睡眠の質を下げる原因となります。

また、スマホからの仕事のメールやSNSといった刺激の強い情報でストレスフルな状態を維持してしまいかねません。

日頃から、スマホを操作するときは適度に目から距離を離すようにして、寝室にはスマホを持ち込まないなどといったルールをつくってみるのも良いかもしれません。

スマホの操作に限らず、部屋の照明やテレビからの情報でも同じことが言えます。布団に入る2〜3時間前から徐々に部屋の照明を暗くしていき、目に入る光の量や情報を減らすように心がけてみてください。間接照明やラジオをなど利用するのも良いでしょう。

ぐっすり眠れるようになる セロトニンヨガ習慣

セロトニンは、「メラトニン」という物質とも深いかかわりを持つことがわかっています。メラトニンは眠気を催す脳内ホルモンです。

セロトニンとメラトニンは拮抗関係にあります。たとえば、日の光を浴びることでセロトニンの分泌が盛んになる日中は、反対にメラトニンの分泌量が減少します。夕方以降はセロトニンの分泌が抑制されるようになるため、メラトニンの分泌が活性化します。

興味深いことに、日中のセロトニンの分泌量が多いほど、夜間のメラトニンの分泌量も多くなります。その理由は、メラトニンはセロトニンからつくられるからです。つまり、セロトニンの分泌量が少ない人は、メラトニンの分泌量も少なくなるということです。

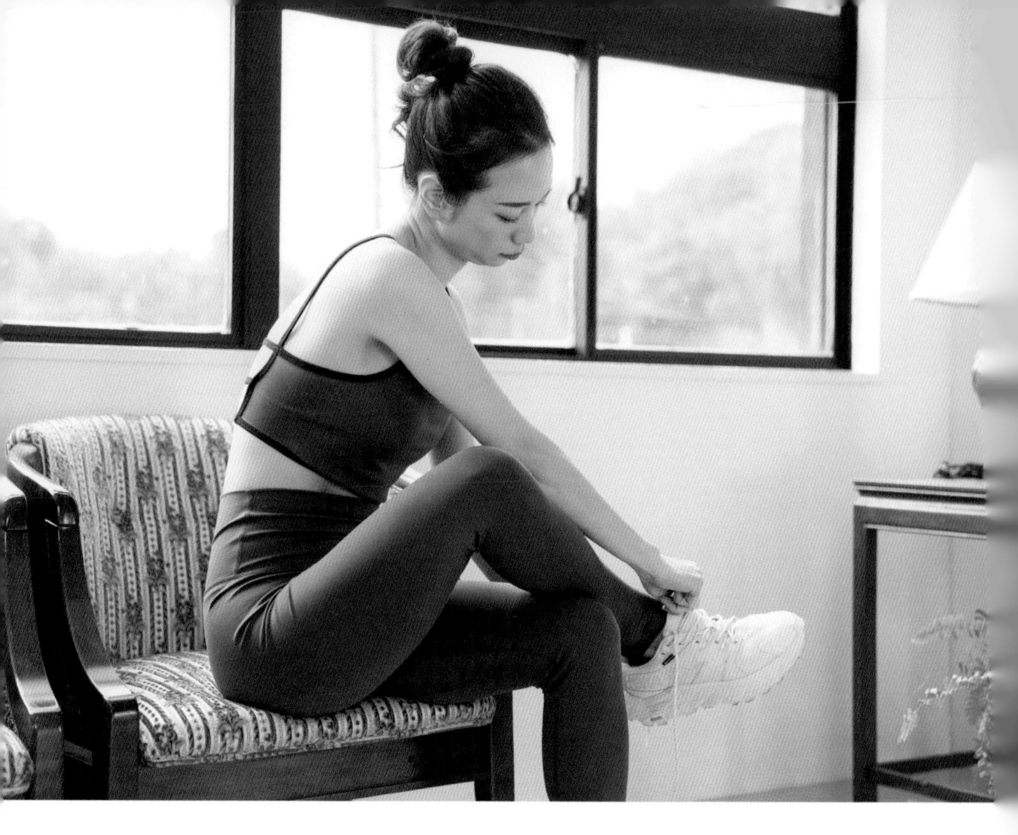

するとどうでしょう。夜間になっても眠気を催しにくくなるため、不眠症状が現れやすくなります。反対に日中にセロトニンの分泌量を増やしておけば、夜間はぐっすり眠れるようになる、というわけです。

睡眠や自律神経への作用はライフスタイル全般に関与し、複雑に絡み合っているため一概には言えません。しかし、セロトニンヨガを行なってセロトニンの分泌を促すことは、健康的な生活の第一歩を踏み出せると言えるでしょう。

アイピローでリラックス状態をつくる

もう一つ、ヨガの後にぜひ試してほしい、寝入りを良くする方法をお伝えします。

27ページでもお伝えしましたが、ヨガの最後には仰向けになって5〜10分ほどの休息の時間を取ることが一般的です。この時間のことを厳密には「シャバアーサナ」と呼びます。

ここで使用すると良いのが「アイピロー」です。

通常アイピローには砂や米、小豆などが入っていて、適度な重みを感じられるようにつくられています。この適度な重さがあることが重要なポイントです。瞼の上からアイピローの重みで眼球を優しく圧迫することで、アシュネル反射（眼球心臓反射）と呼ばれる自律神経反射が起こります。これにより副交感神経が優位になるので心拍数が下がり、自分の内側の静けさを感じることができるのです。

いろいろな種類のアイピローがありますが、個人的には小豆の入ったものをおすすめします。小豆の入ったアイピローはレンジで軽く温めることができ、温浴効果で眼輪筋をほぐす効果があります。また、小豆の匂いもほのかに香り、アロマ効果も期待できます。

リラックスして寝入りを良くするためにも、ぜひナイトタイムのヨガのあとに使ってみてください。

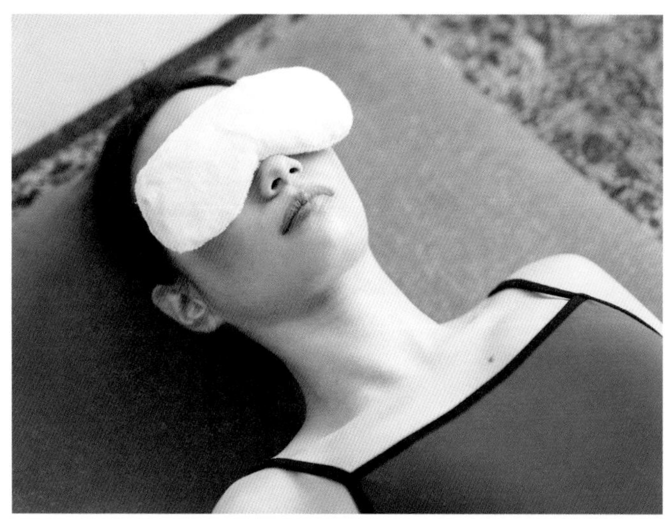

シャワーよりも湯舟につかる

お風呂好きな日本人ですが、最近は湯舟につからないでシャワーだけで済ますという人も多いようです。言うまでもありませんが、シャワーよりも湯舟につかる時間をつくったほうが健康に良いのは間違いありません。

入浴の一番大きな効能はやはり血流促進です。ヨガは心身に影響する東洋思想のエクササイズと言えますが、鍼灸治療や漢方なども、心身への健康に作用する基本の考え方として血液を巡らせるという部分が共通しています。

慢性的な痛みや疲れは、身体の組織に痛みの物質が滞ることで生じると考えると良いでしょう。湯舟につかることで身体が温められると、血管が拡がり血液循環が良くなります。血の巡りが良くなることで痛みの物質の停滞は解消され、痛みが緩和すると考えると、ますます入浴の重要性が感じられるのではないでしょうか。

体内に溜まった老廃物を回収するのも血液の役割なので、疲労回復にも大きくかかわります。入浴中に体温が上昇すると体内酵素のはたらきが活発になり、基礎代謝や免疫力もアップします。基礎代謝が良くなると、一日のエネルギー消費量が増え、痩せやすい身体をつくることができます。これが、入浴がダイエットにも効果的と言われる所以です。

また、広いプールなどであれば実感しやすいと思いますが、水中では浮力作用がはたらいています。日中の活動はもちろんですが、睡眠時でさえ、身体を支えるために筋肉の一部が使われています。私たちが日頃から脳を酷使しているのと同時に、筋肉も酷使しているのです。

湯舟につかると筋肉は弛緩し、筋肉の緊張度が下がることで副交感神経が優位になり、精神的にもリラックスした状態をつくることができます。

筋肉は温められると柔軟性が高まるため入浴中のマッサージも効果的です。特に足首、ふくらはぎまわりのマッサージを重点的に行ないましょう。

ヨガの時間は音楽にも気を配る

多くのヨガスタジオで、インド発祥の「シタール」や「タブラ」と言った古典楽器が使われる音楽をレッスン中に流しているように思います。神様への感謝の歌を捧げる音楽が含まれる、とても伝統的なヨガの音楽です。このような音楽が流れている中でヨガに取り組むことは、非常に大切なことだと言えます。

ヨガスタジオでアロマを焚きながらレッスンをしているクラスもよく見かけます。嗅覚や聴覚は自律神経系へのはたらきに影響を及ぼすと言われており、特徴として脳へ伝達される作用が速いということが挙げられます。良い香りのアロマを嗅いだり、心地良いメロディーを聴くと、すぐにリラックスした状態になるというのはこのためだと言えるでしょう。

さて、ヨガスタジオと一概に言っても、1回のクラスの中では、座って行なう静的な瞑想のように自分にフォーカスする時間をつくったり、ダイナミックな動きで汗をかくような時間があったりと心拍数の変化も大きくあります。終盤には、身体の動きが少ないリラクゼーションの運動に移行したりもして、その時々によって運動量が異なるものです。

そのため、その時の状態や動きの目的に合わせて、流す音楽を変えたりすることも大切なポイントだと言えます。ヨガのエネルギッシュな高揚感を演出する際にはダンスミュージックを流したり、静的な瞑想や後半のリラクゼーションタイムで頭と身体を休息させていく際には、落ち着いたアンビエントミュージック、さざ波や森の音などの環境音を使ってみても良いかもしれません。

私は以前から楽曲制作活動も行なっていることもあって、ヨガの時間にマッチする楽曲アルバムをリリースしたこともあります。どんな音楽を流しているか、これはヨガインストラクターの個性が出る部分です。そういった部分も好みがありますので、いろいろなレッスンを受けてみて、自分に合ったクラスを探してみるのも面白いかもしれません。

自律神経が整うポーズ

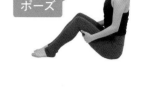

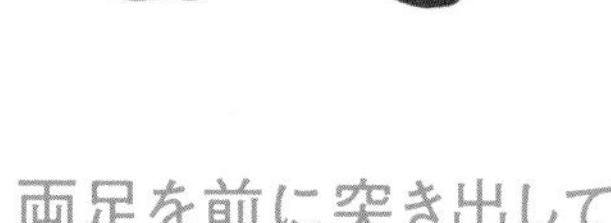

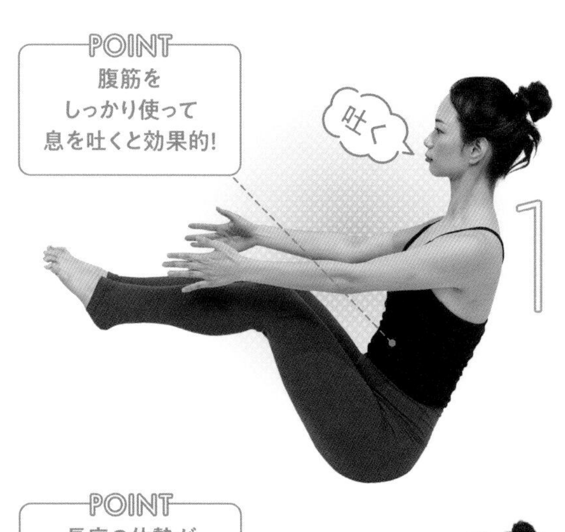

POINT
腹筋をしっかり使って息を吐くと効果的!

1 両足を前に突き出して持ち上げる

体育座りから足を揃えて持ち上げる。両腕は前へならえの状態に、両膝は直角になるところでキープして、3回深呼吸をする。

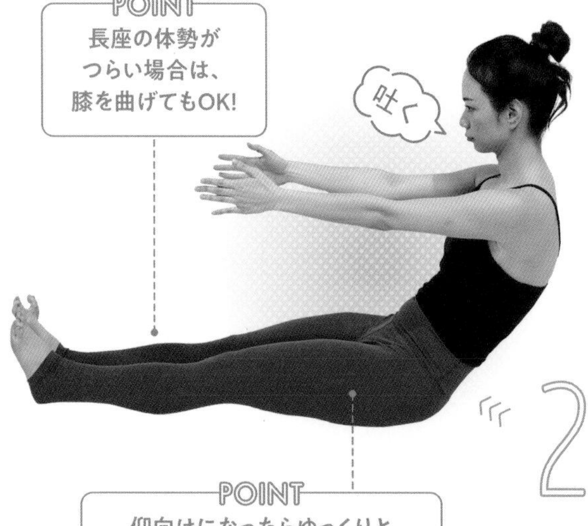

POINT
長座の体勢がつらい場合は、膝を曲げてもOK!

2 長座から段階的に背中を倒す

長座の姿勢になり、背中を軽く丸める。呼吸を数回取りながら段階的に背中を床に倒していく。

POINT
仰向けになったらゆっくりと息を整える時間をつくる!

TIME
5min

効果
- 背骨の緊張を緩める
- 自律神経のはたらきを整える

3 背中を床につけたままブリッジ

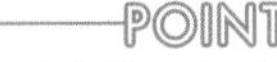

腰を持ち上げるのが難しい場合は、丸めたタオルやヨガブロックを差し込んでもOK!

仰向けの状態から両膝を曲げて、足の裏、手のひらで床を強く押すようなイメージで腰を持ち上げる。ヨガブロックを使う場合は、両手を軽く組む。

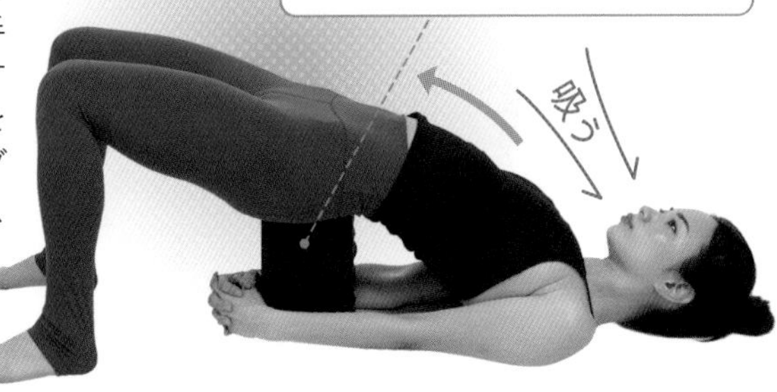

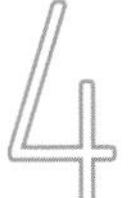

4 膝を抱えて身体を丸める

腰を下ろして、背中や腰が丸くなるように膝を抱えた状態で固定し、3回深呼吸をする。

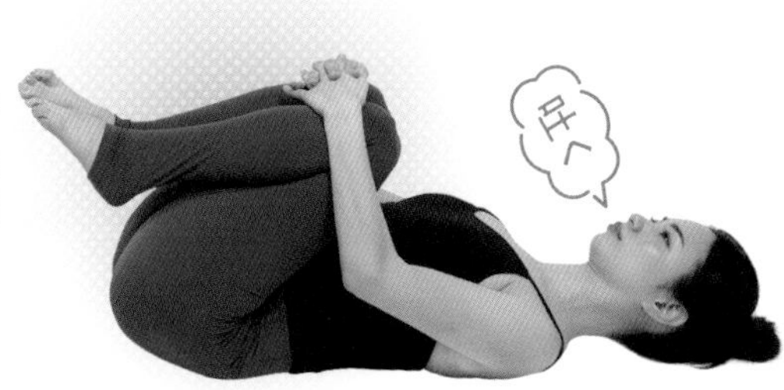

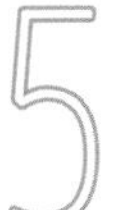

5 仰向けでリラックスする

仰向けになって脱力。呼吸が整うまで深呼吸をしてリラックスする。

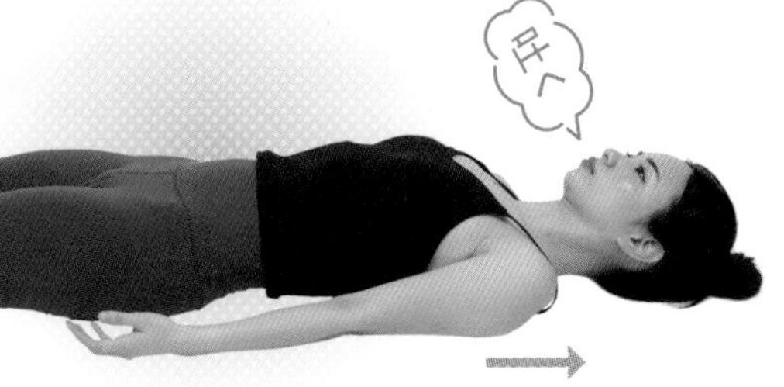

心に安心感を与える赤ちゃんのポーズ

基本のポーズ

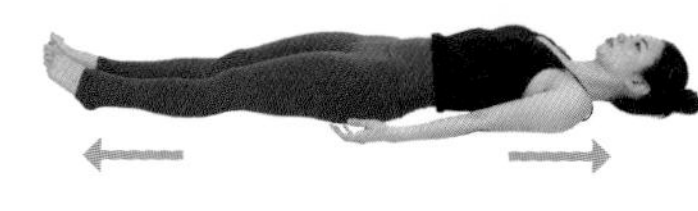

1 背中を床につけたままブリッジ

仰向けから両膝を曲げて、足の裏、手のひらで床を強く押すようなイメージで腰を持ち上げる。ヨガブロックを使う場合は、両手を軽く組む。

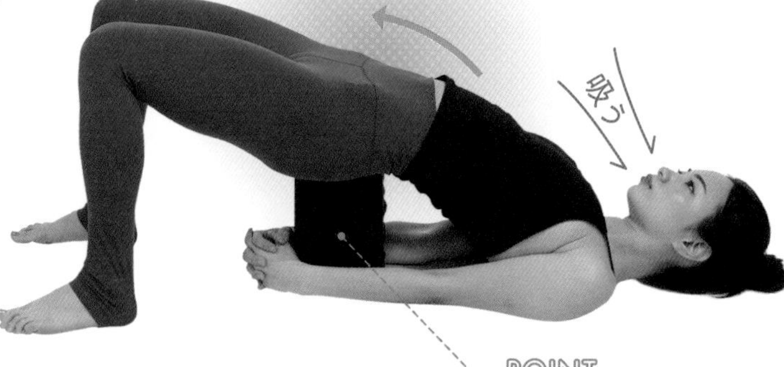

POINT
腰を持ち上げるのが難しい場合は、丸めたタオルやヨガブロックを差し込んでもOK!

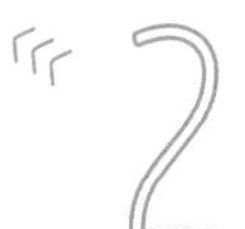

2 膝を抱えて身体を丸める

腰を下ろして背中や腰が丸くなるように膝を抱えた状態で固定し、3回深呼吸をする。

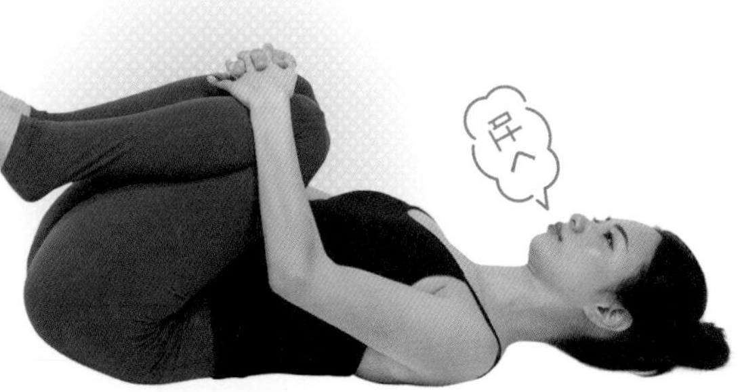

TIME 7min

効果 ●副交感神経を優位にして心を落ち着かせる

3 両足を横に倒してお腹をツイストさせる

両足を横に倒して片手を添え、もう一方の腕を伸ばす。お腹から腰にかけてツイストさせる。

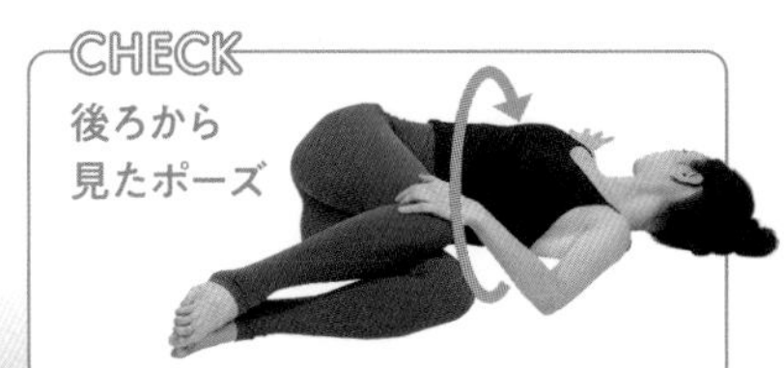

CHECK 後ろから見たポーズ

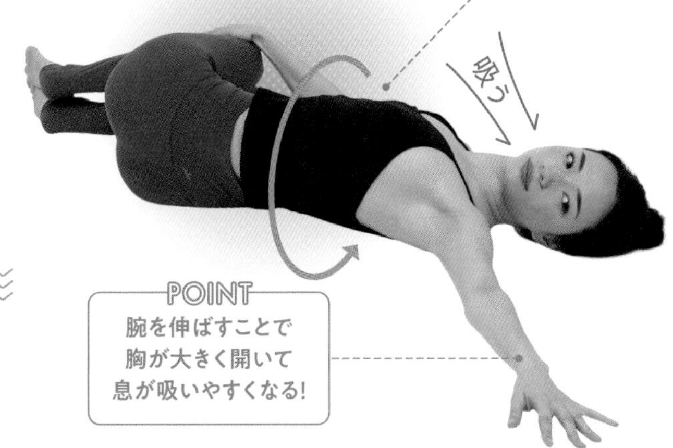

POINT 腕を伸ばすことで胸が大きく開いて息が吸いやすくなる!

4 横向きの状態で眠りのポーズ

背中を軽く丸めた状態で身体を横に向けて、全身を脱力させてリラックスする。

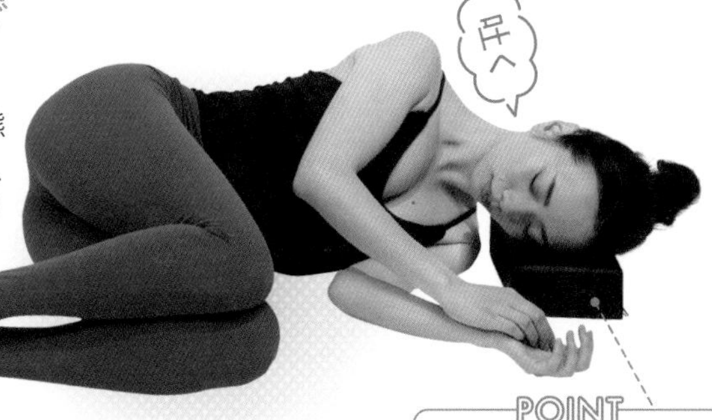

POINT 頭がリラックスできる位置にブロックを置いてOK!

腰をツイストさせて安眠できるポーズ

基本のポーズ

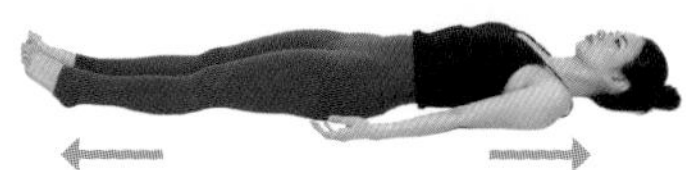

POINT
足を持ち上げるときは痛みを感じない程度でOK!

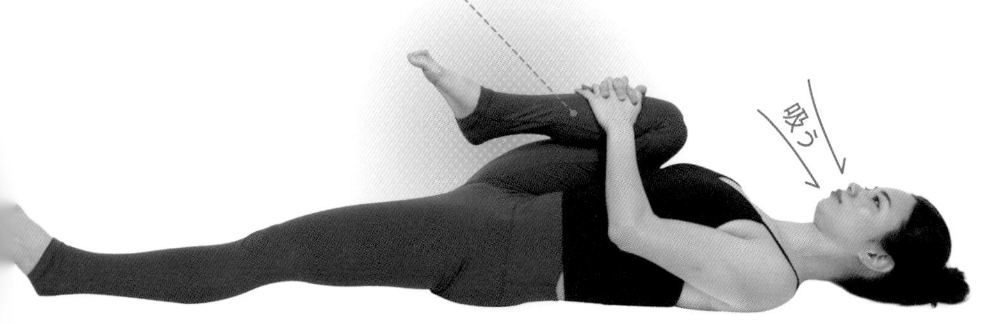

1 仰向けで片膝を抱える

仰向けの状態から胸のあたりに片膝がくるように抱えて脱力する。

TIME 7min

効果
- 背骨の歪みや違和感を解消する
- 腰の痛みを和らげる

2 上半身を起こしておでこを膝に近づける

両手で抱えている膝とおでこを近づけるように腹筋を意識しながら上半身を起こす。

POINT
おでこを膝につけるのがつらい人は楽な位置でOK!

POINT
余裕があれば両手を床に降ろして挑戦!

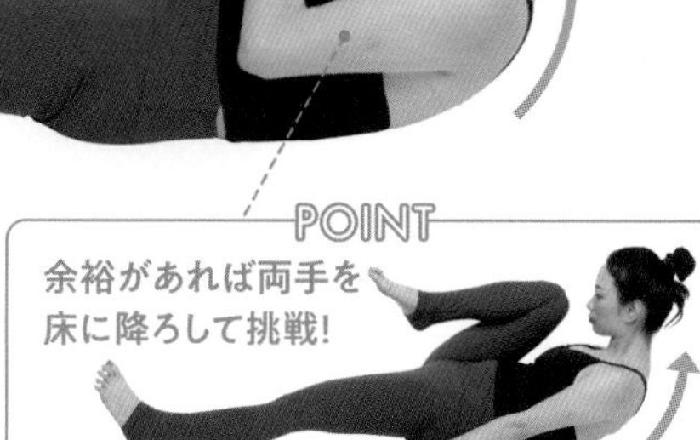

3 膝を倒してお腹をツイストさせる

抱えている膝を体の内側に倒す。このとき、両肩が床から離れないように意識しながら、お腹から腰にかけてツイストさせる。

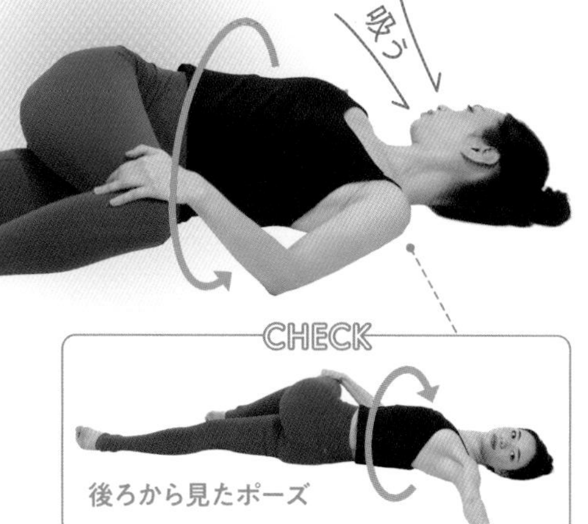

CHECK
後ろから見たポーズ

クッションを使った呼吸を深めるツイストのポーズ

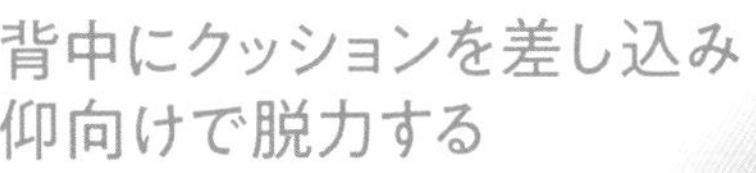

1 背中にクッションを差し込み仰向けで脱力する

仰向けでリラックスできるポジションを探して背中から頭にかけてクッションを差し込み、５回深呼吸をする。

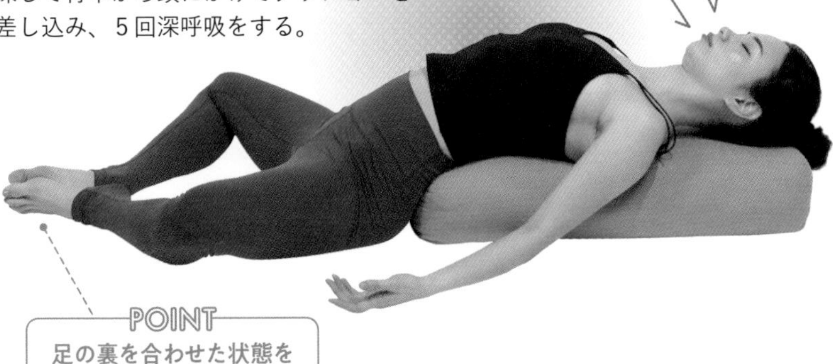

POINT
足の裏を合わせた状態をキープすると効果的!

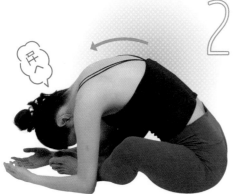

2 おでこが足に触れるように前屈する

上半身を起こして頭を足の裏に近づけるように背中を丸めて、脱力しながら前屈する。

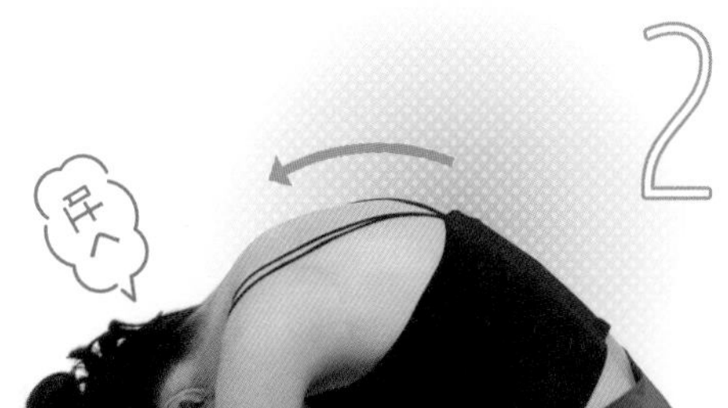

動画で
CHECK

TIME
7min

効果
- 呼吸を深める
- 自律神経のはたらきを整える
- 心の安定感を高める

POINT
顔の向きや腕の位置は
一番リラックスできるところに
置いてOK!

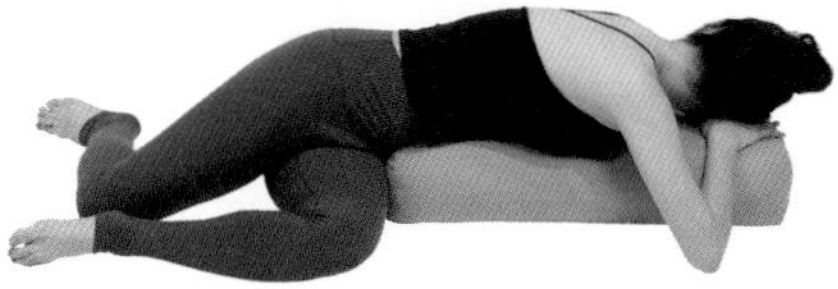

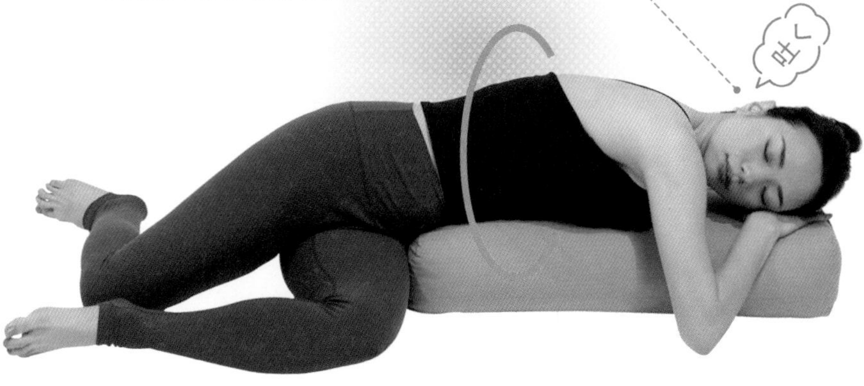

吐く

3 身体をクッションに預けてお腹をツイストさせる

お腹がツイストされるように、楽な位置で両足を軽く曲げて横に倒し、上半身をクッションにもたれかけさせる。

下半身の疲れを解消するポーズ

1 胡坐をかくようにして仰向けになる

仰向けになりリラックスできる位置にブロックを添えて両膝を持ち上げる。このとき、目を閉じてゆっくり呼吸を感じる。

POINT
余裕があれば
ブロックを使わずに、
支えなしで
両膝を持ち上げキープ!

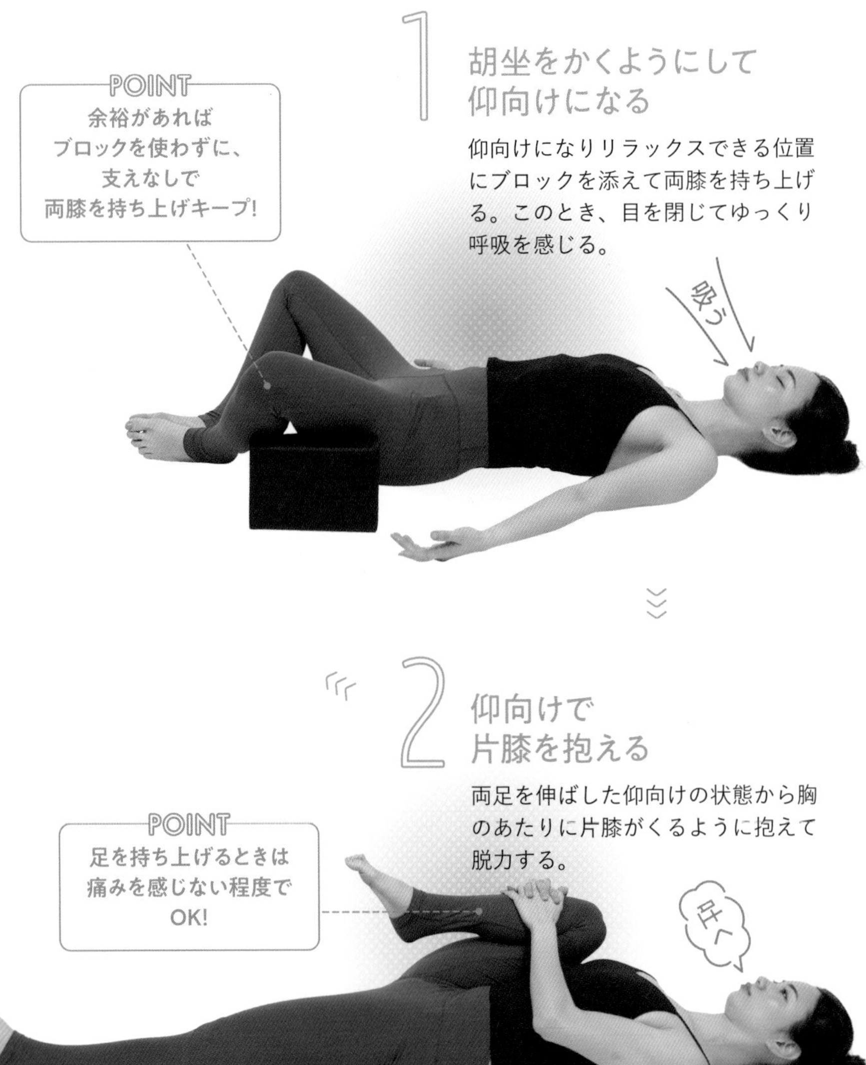

2 仰向けで片膝を抱える

両足を伸ばした仰向けの状態から胸のあたりに片膝がくるように抱えて脱力する。

POINT
足を持ち上げるときは
痛みを感じない程度で
OK!

TIME 7min

効果
- 股関節、太腿の力みや違和感を解消する
- 心拍数を下げる

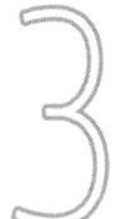

3 膝を倒してお腹をツイストさせる

抱えた足を身体の内側に倒してクッションで受け止め片手を添える。視線は反対側に向けてお腹をツイストさせる。

POINT
なるべくクッションを使うようにして、膝を無理に床につけようとしなくてOK!

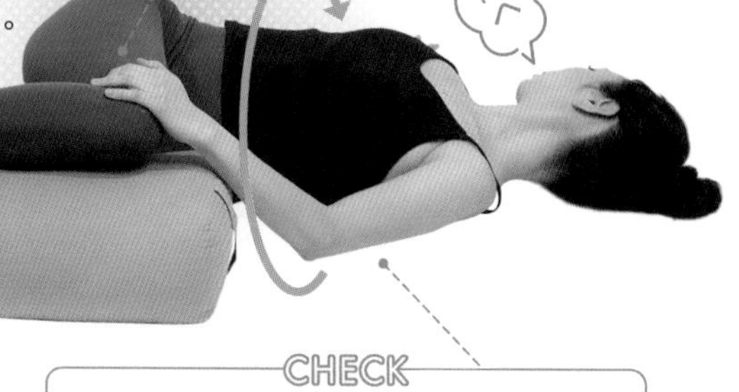

CHECK
反対側から見たポーズ

4 横向きの状態で眠りのポーズ

お腹のツイストを解除し、上半身をクッション側に向けて全身を脱力させ、リラックスする。

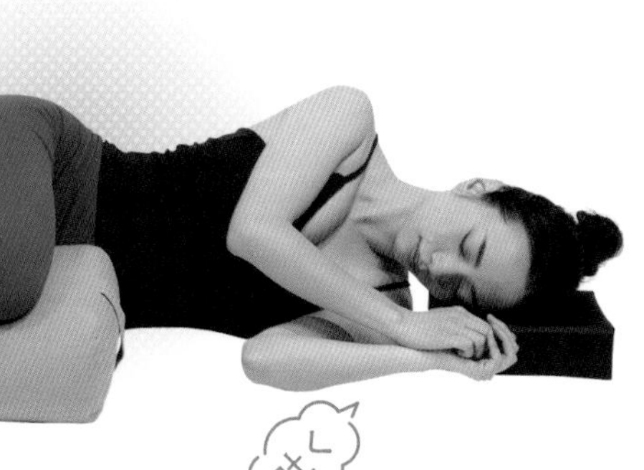

睡眠の質を高めるポーズ

基本のポーズ

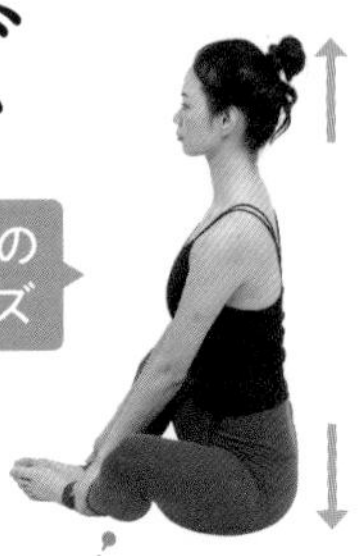

CHECK
正面から見たポーズ

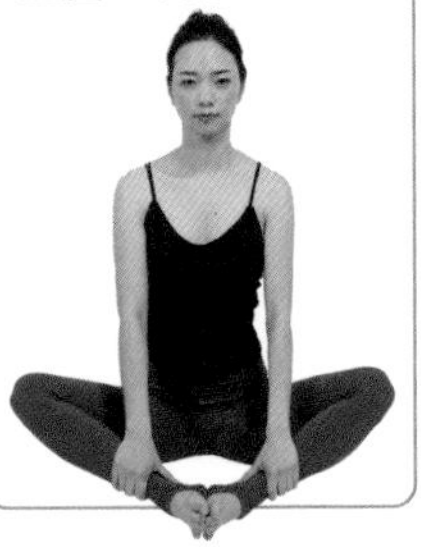

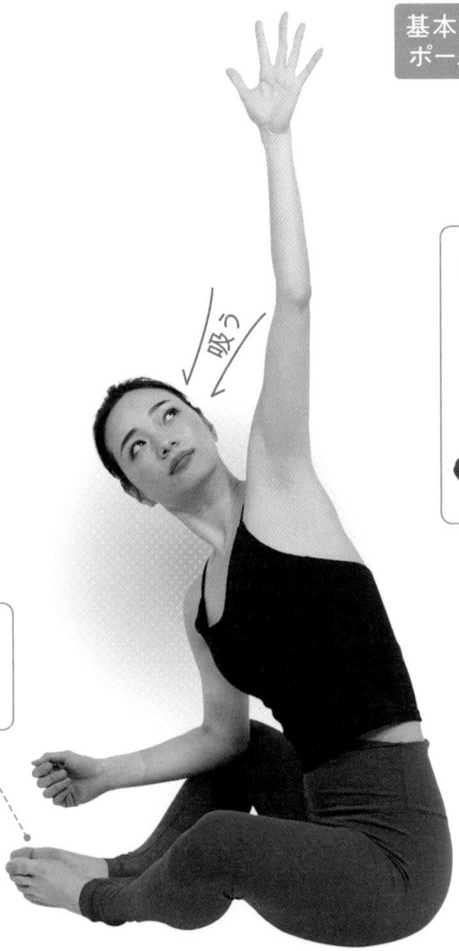

POINT
足の裏は離れないように注意!

1 足の裏を合わせた状態で片腕を高く上げる

片方の肘で膝を軽く押して股関節の開きを感じる。反対側の腕を天井に向けて伸ばし、胸を大きく開いて5回深呼吸をする。

動画で
CHECK

TIME
7min

効果
- 骨盤まわりの血流を促す
- 脳内の活性化を鎮める

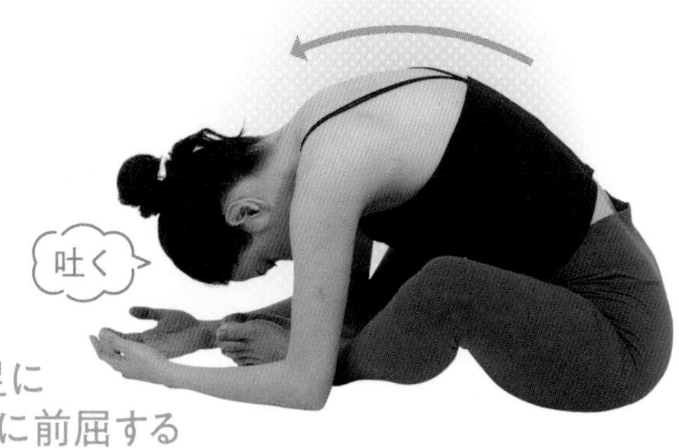

2 おでこが足に近づくように前屈する

足の裏に頭が近づくように背中を丸めて脱力しながら前屈する。左右向きを変えて①、②を同様に行なう。

吸う

3 足の裏を合わせた状態で両腕を高く上げる

①のポーズと同様に、足の裏が離れないように意識して両腕を天井に向かって高く上げる。

4 両腕を前に出して段階的に背中を倒す

背中を軽く丸めて両腕を前方に突き出す。呼吸を数回取りながら、段階的に背中を床に倒していく。

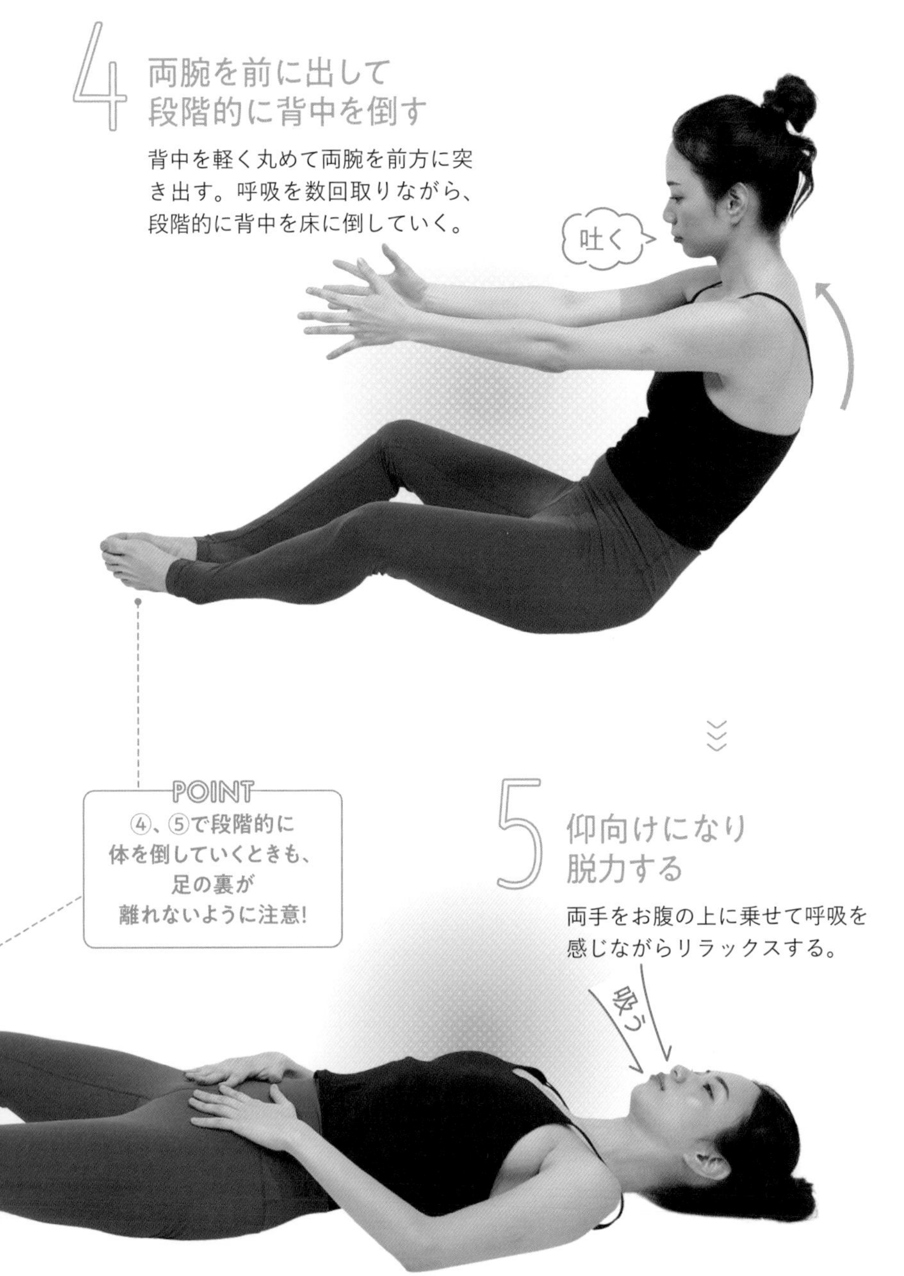

POINT

④、⑤で段階的に体を倒していくときも、足の裏が離れないように注意!

5 仰向けになり脱力する

両手をお腹の上に乗せて呼吸を感じながらリラックスする。

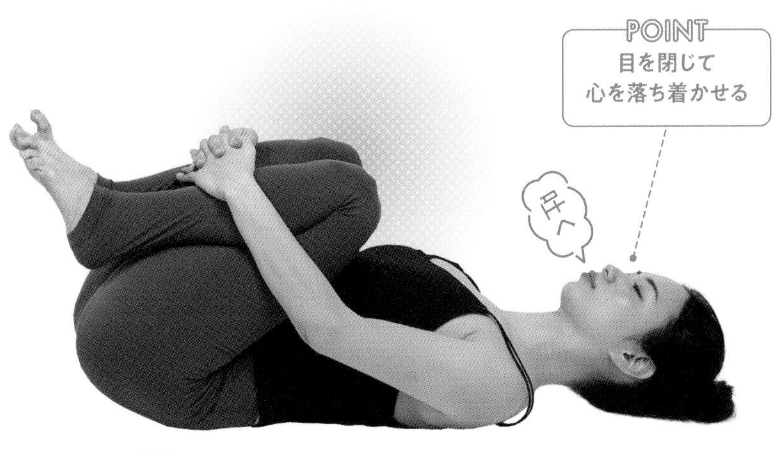

6 膝を抱えて身体を丸める

背中や腰が丸くなるように膝を抱えた状態で固定し、３回深呼吸をする。

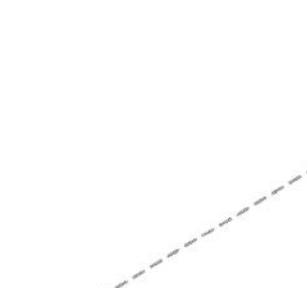

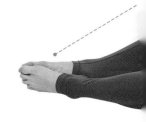

腰の重だるさを解消するポーズ

基本のポーズ

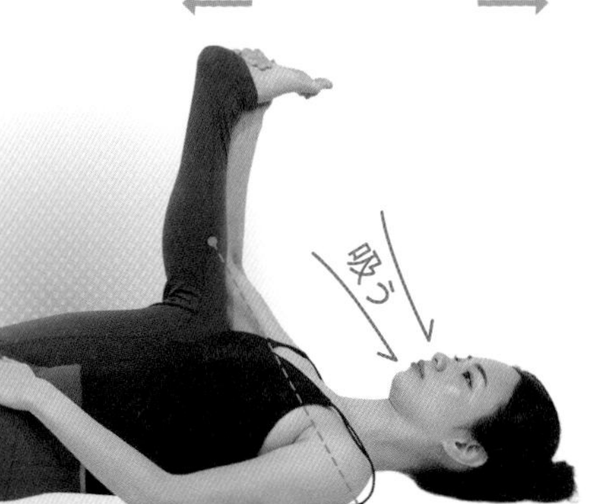

1 足の裏を掴んで片足を持ち上げる

仰向けの状態で片手で足の裏を掴み、頭に近づけるようなイメージで片足を持ち上げ、5回深呼吸をする。

CHECK

反対側から見たポーズ

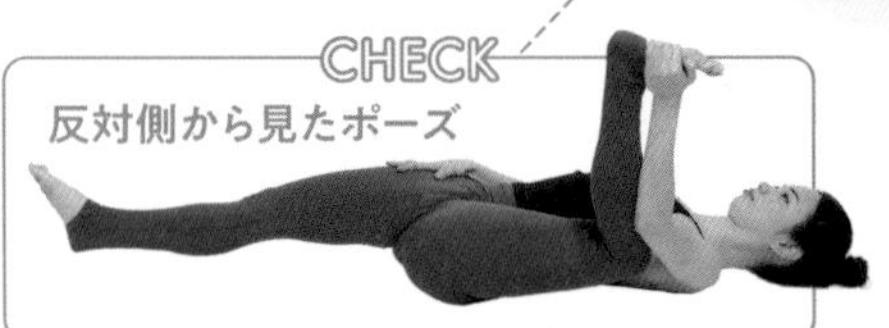

POINT

持ち上げた足は脇腹へ寄せるようにして、鼠径部に軽く圧迫感を感じるようにすると効果的!

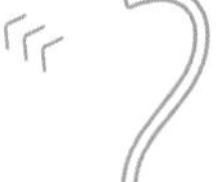

2 片足をお腹に乗せて、反対側の足を抱える

持ち上げていた足をお腹の上に乗せ、反対側の足は膝を曲げてその上に置き、抱え込むようにして5回深呼吸をする。

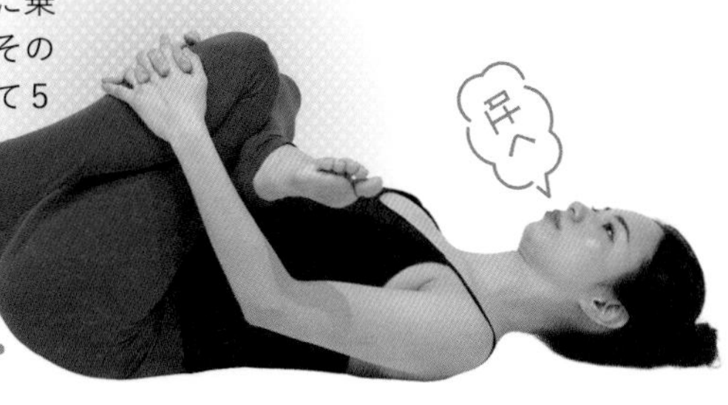

CHECK

反対から見たポーズ

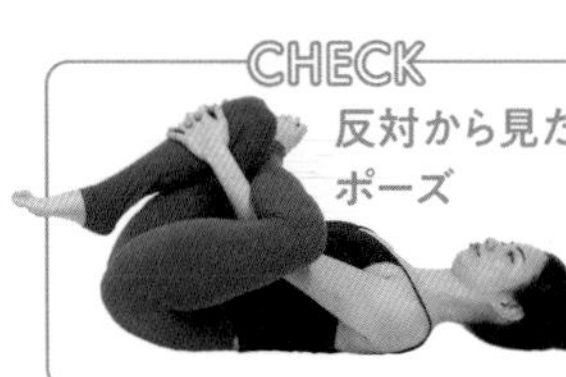

TIME
5min

効果
- 骨盤や背骨の歪みを改善する
- 腰の不調を緩和させる

3 片足を太腿に乗せたままブリッジ

抱えた足は床に下ろし、お腹の上に乗せた足は太腿に乗せる。両手で床を強く押して腰を持ち上げ、ブリッジ。

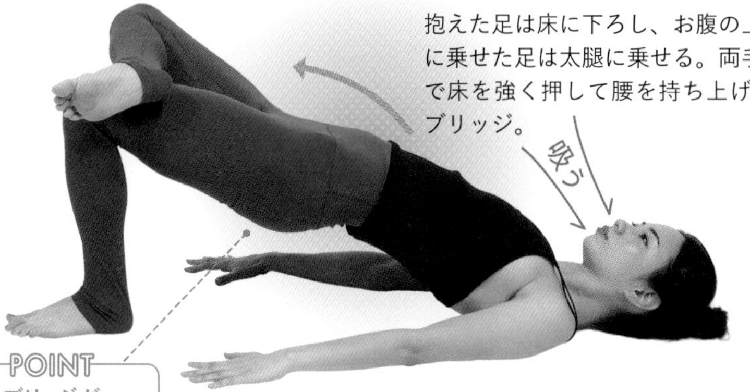

吸う

POINT
ブリッジが難しい場合は、お尻を床につけた状態でもOK!

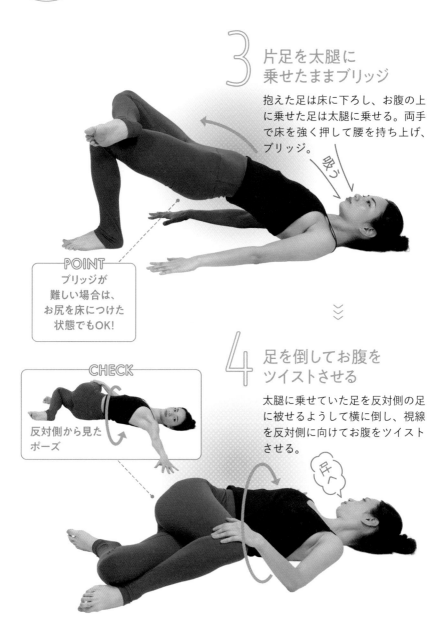

4 足を倒してお腹をツイストさせる

太腿に乗せていた足を反対側の足に被せるようして横に倒し、視線を反対側に向けてお腹をツイストさせる。

吐く

CHECK 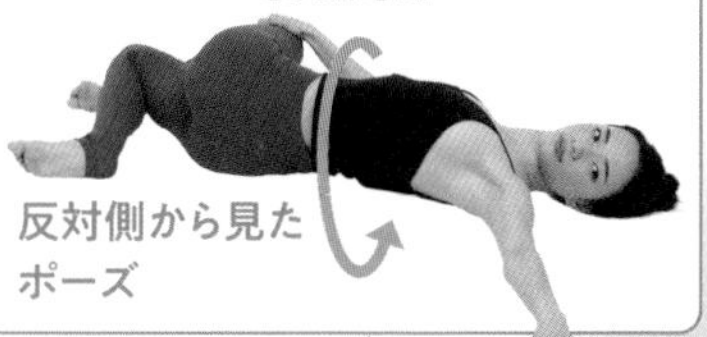
反対側から見たポーズ

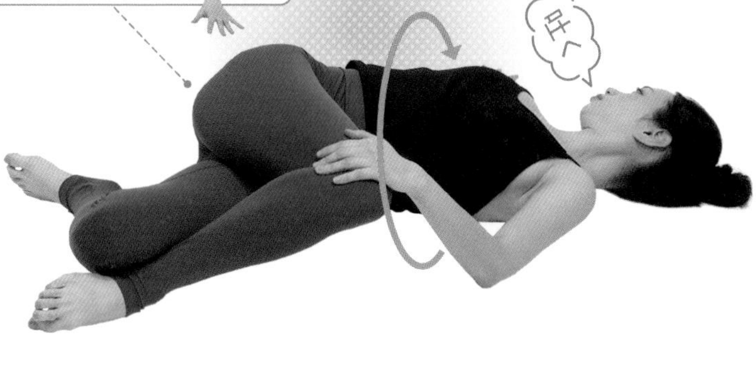

おわりに

近頃、テレビやSNS上でヨガに取り組む人の姿を多く見かけるとともに、街中でヨガスタジオが目に入る機会も一段と増えたように感じます。運動不足やストレスの解消、ダイエットや美容、自己探求などを目的に、手軽に取り組むことのできる健康法としてヨガ人口は増加傾向にあります。

私自身も20年近くヨガに魅了され続けている愛好家であり、今では多くの指導者を育成するヨガ講師としても活動をしています。

「ヨガ」と一言で言っても、その流派やスタイルは星の数ほど存在します。本書は、誰でも「セロトニンヨガ」を楽しむことができ、幸せな気持ちで毎日を過ごしていただけるようにという願いを込めてつくりました。ヨガに初めて挑戦する方はもちろん、さまざまなレベルの方に対応した内容です。

指導者向けのトレーニングでは解剖学や哲学など、いろいろな側面から理解を深めることも必要になりますが、最初からすべてを理解しようとする必要はありません。基本かつ最もシンプルで重要なことは、身体を動かしながら自分の呼吸の音を聞いて呼吸の流れを感じることです。
ポーズに囚われすぎてしまって呼吸に意識が向かなかったり、不必要に力んでしまうこともあるかと思います。私自身もヨガを始めた当初は身体が硬く、ヨガスタジオに行っても隣の人と比べてしまって決して心地良いものではありませんでした。
そんなときに出会ったある先生の言葉が、今でも心に残っています。
「皆さんは、よく『ヨガをする』と言います。私も日常的に『ヨガをする』と使いがちですが、本来は『ヨガを練習する』という表現が正しいのです」
それから私は、ヨガを取り組むときには「Do」ではなく「Practice」で考えるようにしています。一見簡単そうに見えるポーズでも、1回やっただけでは身体が硬くてうまくできなかったり、心地良いという感覚が得られなかったりすることがありますが、それは全く問題ではありません。「ヨガを練習する」ということは、うまくできなかったことなども含めてありのままの自分を受け入れることです。
自分を受け入れるためには、自分の感情や思考を冷静に客観視する必要があります。本書に一通り目を通してくれた方は、今本当に自分に必要なものが何か見えてきたのではないでしょうか。本当に必要なものだけをいたってシンプルに選択していくことで、自分らしさは見つけられるものです。継続的なヨガの練習で、無駄な執着やエゴに振り回されることなく自分らしい毎日を楽しみましょう。

ぜひ今後も継続的に「セロトニンヨガ」に触れ、ストレス過多の現代社会で心と身体のバランスを健康に保てる人が増えてくれることを願ってやみません。そしていつか私のヨガクラスを実際に受けに来てくれて、皆さんにお会いできる日が来ることを楽しみにしています。

セロトニンヨガディレクター
野村賢吾

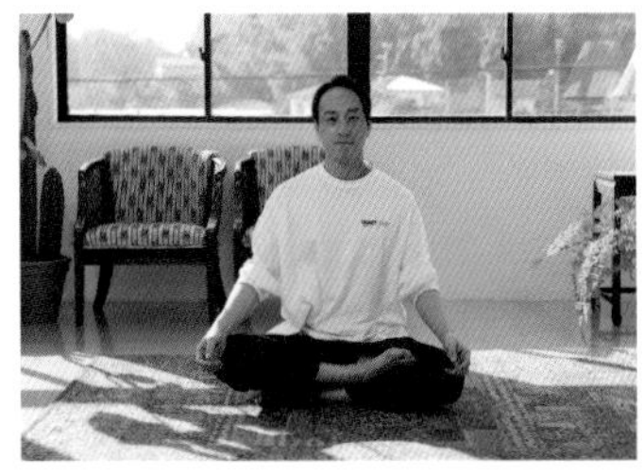

著者

野村賢吾

株式会社aimer CEO。QUIET TIME主宰。解剖学、生理学、東洋医学を学び、ヨガインストラクターとして活動する傍ら立教女学院短期大学非常勤講師、鍼灸師としての臨床経験を持つ。スケートボードカルチャーの影響を受けながら過ごしたサンフランシスコでの怪我をきっかけにヨガと出会う。ヨガを“音”で表現する「音YOGA」の第一人者で独自のスタイルでヨガを表現。ヨガ用のアルバム『Quiet beat meditation』のリリースや、コスメブランド『THREE』オフィシャルサイト、ヨガウエアブランド『Julire』のコンセプトムービー、Podcast『おはよう太陽礼拝』に楽曲を提供。現在は日本で最も多くのヨガ講師を輩出するスタジオで指導者向けトレーニングの解剖学を担当。自身のブランド『Quiet time®』のディレクションや『United arrows』のヨガウエアブランド『To united arrows』のグラフィックデザインを担当し、サウンドクリエイター、グラフィックデザイナーとしても作品を発表し多方面で高い評価を得ている。「セロトニンヨガ®」のほか、「呼吸の見えるヨガ®」も監修。

Kengo Instagram：@kengo_quiet
Serotonin yoga Instagram：@serotonin.yoga
公式HP：https://quiet-time.jp/

セロトニンヨガ® インストラクター向けPDFテキスト（セロトニンヨガ シークエンスブック）が購入できます。

監修者

有田秀穂

東京大学医学部卒業後、東海大学病院で臨床経験、筑波大学基礎医学科で脳神経系の基礎研究に従事。その間、米国ニューヨーク州立大学に留学。東邦大学医学部統合生理学で座禅とセロトニン神経・前頭前野について研究、2013年に名誉教授となる。各界から注目を集めるセロトニン研究の第一人者。メンタルヘルスケアをマネジメントするセロトニンDojoの代表も務める。

幸せホルモンあふれる セロトニンヨガ

2023年5月7日　　初版発行

著　者　　野村　賢吾
監修者　　有田　秀穂
発行者　　太田　宏
発行所　　フォレスト出版株式会社
〒162-0824 東京都新宿区揚場町2-18 白宝ビル7F
電話　03-5229-5750（営業）
03-5229-5757（編集）
URL　http://www.forestpub.co.jp
印刷・製本　　中央精版印刷株式会社

©Kengo Nomura 2023
ISBN978-4-86680-224-4　Printed in Japan
乱丁・落丁本はお取り替えいたします。

『幸せホルモンあふれる セロトニンヨガ』

特別無料プレゼント

動画ファイル

＼幸せになりすぎちゃったらごめんなさい！／

もっと！

セロトニンがあふれる ㊙太陽礼拝

本書未掲載の太陽礼拝シークエンス動画を無料プレゼントでご用意しました。普段は著者のヨガクラスでしか体験できないシークエンスを音声解説付きで大公開！　ぜひダウンロードして、本書とともにご活用ください。

無料プレゼントはこちらからダウンロードしてください

https://frstp.jp/syoga

※特別プレゼントはWebで公開するものであり、小冊子・DVDなどをお送りするものではありません。

※上記無料プレゼントのご提供は予告なく終了となる場合がございます。あらかじめご了承ください。